의사가 알려주는
생로병사의 비밀

의사가 알려주는
생로병사의
비밀

박언휘

生
老
病
死

북그루

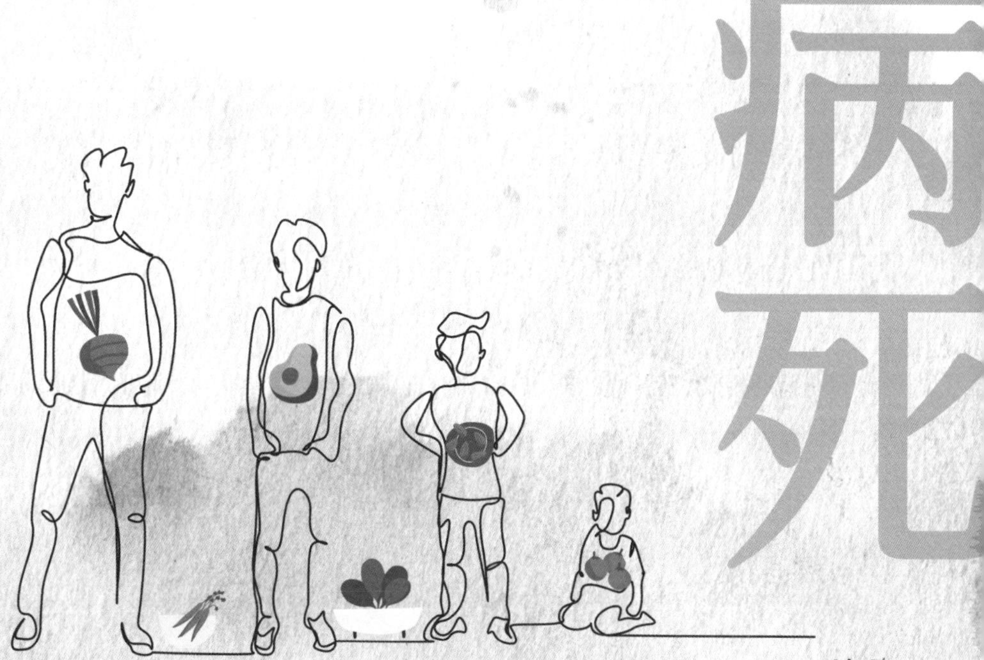

평균수명이 100세가 되어가는 이 시대에 멋진 노후를 위해서 건강은 젊어서부터 관리해야하는 필연적인 과제가 되었다. 그래서 "돈을 잃으면 조금 잃은 것이고, 명예를 잃으면 많이 잃은 것이고, 건강을 잃으면 다 잃은 것"이는 말까지 생겨났다. 또한 건강을 잃고 건강을 되찾으려는 노력을 "소 잃고 외양간 고치는 격"이라고 해서 건강은 젊어서 지켜야 한다는 말을 한다.

그렇다면 이렇게 중요한 건강을 지키기 위해서 우리는 어떤 노력들을 기울여야 할까? 사람들은 하루라도 젊어지기 위해 성형 수술도 마다하지 않고, 몸에 좋다는 것은 다 찾아다니는 웰빙이 유행하고, 그것도 모자라 로하스를 늘 화두에 올리지만 가장 중요한 것을 잊고 있는 것이 있다.

그것은 바로 우리가 습관적으로 먹고 있는 하루세끼 식습관을 되돌아봐야 한다는 것이다. 건강을 지키기 위해서는 의외로 대단한 대가를 치루거나 많은 시간을 들여야 하는 것이 아니고 쉽고 소박한데서부터 시작한다. 예를 들면 일정한 양을 규칙적으로 먹는 식사 습관을 가져야하고, 때로 식욕을 자제해야하고, 늘 적당한 긴장과 담백한 입맛을 유지해야하는데 이런 일들은 다 알면서도 생활화하는 것은 쉬운 일은 아니다.

일요일 아침마다 TV에서는 늘 요리대결이나 맛집 프로그램을 방영하고, 달콤하고 기름진 간식거리들이 도처에 널려있어 식욕을 자제하고 같은 허리사이즈를 유지하기엔 모진 인내가 필요하게 하고 있다.

어른도 이런데 자라나는 우리 아이들은 더욱 문제다. 오고 가는 길에 달콤한 과자와 색깔고운 아이스크림이 유혹하고 있고, 기름덩어리 패스트푸드가 입맛을 자극하고, 화학조미료에 뒤덮인 간식거리가 아이들의 입맛과 취향을 길들이고 있기 때문이다.

공장에서 만드는 인스턴트 식품에 첨가하는 인공향료나 첨가제는 큰 문제를 안고 있는 것으로 나타나고 있다. 식품에 첨가된 식품첨가물질은 아무리 적은 량이라도 그것은 인체 속에 이물질로 작용하게 된다. 우리 몸에서는 이물질을 소화하기 위하여 노력해야 하고, 그로 인해 스트레스를 받게 되고, 혈액이 탁해짐으로 인해서 암의 발생 원인이 되기도 한다.

우리 옛말에 "기가 막혀 죽겠네"라는 말이 있는데 이 말은 바로 스트레스를 받아서 죽겠다는 말과 같은 의미다. 실제로 스트레스를 받게 되면 맥이 꽉 막혀 소화도 되지 않고 두통도 생기며 가슴이 답답해지는데 이보다 더 심해지면 죽기도 하고 머리에 혈압이 올라서 뇌졸중으로 죽기도 한다. 결국 스트레스를 받으면 기가 막히고 죽음에 이르게 된다는 말이다.

실제로 스트레스에 걸려 외형적으로 나타난 증상들이 있기는 했지만 구체적으로 증명하기는 어려웠다. 그래서 많은 연구에서 스트레스의 실체와 그 해악을 검증하려는 노력을 하였다.

스트레스를 많이 받는 직장인은 심장병으로 사망할 확률이 다른 사람보다 2배 정도 높다는 연구 결과가 있다. 25년간에 걸쳐서 핀란드의 한 강철 회사에서 근무하는 건강한 800명 가량의 고용인을 상대로 하여 그들의 업무 특성과 또한 얼마나 많은 업무 스트레스를 받는지에 대하여 조사가 이루어 졌다. 연구 결과를 보면 심장병 증세로 고생하는 사람들의 숫자와 업무 스트레스 강도와는 밀접한 관계가 존재하는 것이 밝혀졌으며, 심지어는 스트레스가 심장병으로 인해 사망하는 사람들의 숫자와 직접 관련이 있다는 것이 밝혀졌다. 특히 업무를 수행하기 위하여 기울인 노력에 비하여 대가를 제대로 받지 못하게 되면 아무 노력을 기울이지 않고 직장생활만 수행한 동료들 보다 심장병으로 사망할 위험이 2배 이상이나 높은 것으로 나타났다.

이 책은 약을 먹지 않고 스스로 병을 고칠 수 있도록 스트레스의 정확한 정체 파악부터 스트레스 없이 일할 수 있는 방법 나아가 스트레스를 다스리며 살 수 있는 생활습관, 스트레스 치료 요법, 음식으로 병을 치료하는 방법과 우리가 자주 먹고 있는 음식에 대해서 제대로 먹는 방법에 대한 노하우를 담고 있다.

저자 박언휘

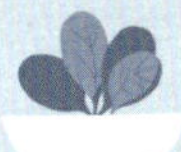

예방 중심의 건강 관리와 생활습관의 중요성

평균수명 100세 시대를 맞아 건강은 이제 선택이 아
닌 생존의 필수 과제가 되었다. 노년의 건강은 어느
날 갑자기 주어지는 행운이 아니라, 젊은 시절부터
쌓아온 생활습관의 총합이다. '의사가 알려주는 생
로병사의 비밀'은 웰빙 열풍 속에서도 우리가 놓치기
쉬운 기본 원칙에 주목한다. 건강 관리의 진정한 출
발점은 거창한 비법이 아니라 하루 세 끼의 규칙적인
식사라는 평범한 진리다. 일정한 양을 섭취하고 과도
한 식욕을 절제하는 단순한 실천이 장기적인 무병장
수를 결정짓는 핵심 열쇠임을 강조하며, 예방 중심의
자기 관리 체계 구축을 제안한다.

생로병사의 비밀

PART 1

Chapter 1

생로병사(生老病死)란 무엇인가?

불교의 창시자인 석가모니(釋迦牟尼)는 노인, 병든 자, 죽은 자 등을 잇달아 만난 뒤 인간의 삶에서 찾아오는 고통과 번뇌에서 벗어날 깨달음을 얻기 위해 29세의 나이에 왕자 신분을 버리고 출가하였다. 이후 오랜 기간 수행 끝에 생로병사(生老病死)에 대한 깨달음을 얻었다. 그래서 석가모니를 교조로 삼고 그가 말한 교리를 중심으로 하는 불교(佛敎)가 만들어졌다. 이처럼 생로병사는 불교에서 말하는 네 가지 고통을 말하며, 태어나고, 늙어가고, 병들고, 죽는 모든 일이 고통이라는 말인데 이를 사고(四苦)라고 한다. 불교에서는 인간이라면 누구나 이 생로병사를 피할 수 없이 겪어야 할 고통으로 여기지만, 이 고통은 어떻게 극복하고 대처하느냐에 따라 사람에 따라 다르게 다가온다.

태어나는 것이야 어쩔 수 없지만, 살면서 병을 얻거나, 나이를 먹으면서 늙거나, 죽는 문제는 먹고, 생각하고, 치료받는 생활방식으로 인하여 어느 정도 조절을 할 수 있다는 것이 학계의 중론이다. 따라서 사람들은 태어나 살면서 어떻게 하면 아프지 않고, 노화를 늦추고, 건강하게 오래 사는 방법에 대해서 연구를 하고, 해법을 찾기 위해서 노력하고 있다.

생로병사의 비밀은 바로 병, 노화, 죽음에는 반드시 원인이 있기에 그 원인을 찾아서 해결하는 방법을 말한다. 물론 병, 노화, 죽음의 원인과 해결 방법은 수없이 많지만, 이 책에서는 이를 해결하기 위하여 일상생활에서 쉽게 실천할 수 있는 것들을 모았다.

Chapter 2

병(病)이란 무엇인가?

병(病)은 생물체의 전신이나 일부분에 이상이 생겨 정상적 활동이 이루어지지 않아 괴로움을 느끼게 되는 현상을 말하며 질병이라고도 한다. 질병은 심신의 전체 또는 일부가 잠시 혹은 계속적으로 장애를 일으켜서 정상적인 기능을 할 수 없거나 통증을 유발하는 상태를 말한다. 넓은 의미에서는 극도의 육체적인 고통을 비롯해서 가벼운 고통인 스트레스, 사회 생활을 하면서 생기는 정신적 심리적인 고통, 신체 기관의 기능 장애와 죽음 등을 모두 포함한다.

일반적으로 현재 인간이 걸리는 질병의 종류에는 30,000여 가지가 존재할 정도로 다양하며, 유사어로 질환(疾患), 탈(頃), 우환(憂患) 등이 있다. 병역(病疫)이라고도 하는데, 이중에서 질환은 주로 전염성 질병에 자주 쓰이는 단어다.

병을 일으키는 원인은 병의 종류에 따라서 다르나 일반적으로 현대인의 생활 습관과 우전이라고 보는 경향이 가장 우세하다. 인간이 걸

리는 질병으로 가장 많은 수를 차지하는 것이 고혈압, 동맥경화, 고지
혈증, 비만, 심혈관계질환, 암 등이 있는데, 이들이 모두 생활 습관과 유
전적인 요인에 의해서 생긴다는 것이다.

노(老)란 무엇인가?

노년기에 접어들면 노화현상 시작되면서 건강이 점차 나빠진다. 건강이 나빠지면 신체의 활동에 다양한 변화를 가져오며 여러 가지 질병을 유발한다. 노년기가 되면 신체 구조의 쇠퇴가 시작되는데, 피부와 지방조직의 감소, 세포의 감소, 골격과 수의근의 약화, 치아의 감소, 심장 비대와 심장 박동의 약화 등의 현상이 나타난다. 이로 인하여 동맥경화증, 고혈압, 당뇨병, 심장병, 신장병 등의 만성질환이 나타난다.

질병은 모든 연령대의 사람들에게 영향을 미치지만, 특히 고령자들에게는 합병증으로 유발된다. 예를 들어 과다활동성 갑상선(갑상선 기능 항진증)이 오면 정서적으로 초조해지고, 신체적으로는 체중이 줄게 되는데, 고령자들에게는 졸리고 무기력하고 우울증을 동반하게 한다.

우울증은 치매를 악화시킬 수 있고, 감염은 당뇨병을 악화시킬 수 있으며, 이러한 질병은 노후 생활을 하는 사람들에게 처참하고 무기력하게 하는 효과가 있다. 고령자에게 사망 가능성이 큰 심장마비, 고관

절 골절 및 폐렴과 같은 질병들은 종종 노후의 삶을 더 위험하게 하고 있다.

건강이 나빠지면 점차 활동이 어려워지면서 집에서 거주하는 시간이 길어진다. 그리고 건강을 잃게 되면 건강을 회복하기 위해서 의료비용의 지출과 집안의 신경이 온통 집중되게 된다.

이처럼 질병에 걸리거나 건강 상태가 나빠지면 노인들의 경제적인 문제를 발생시키며 일상생활에서 의존성을 증가시키고, 심리적인 위축 및 정서적인 불안정을 가져오며, 사회적 역할을 제한하는 등 노인 생활에 부정적인 영향을 끼친다.

건강이 나빠지면 심리적인 위축으로 노후생활 전반에 영향을 미치게 될 뿐만 아니라 노동력 상실을 수반하고 이로 인해 가난, 사회 활동 감소, 고독의 문제가 발생한다. 특히 무자녀 노인이라든지 자녀와 별거하여 사는 독거노인들은 질환이 발생하면 만성적인 건강 장애 및 생활 곤경에 처할 위험이 매우 높아지게 된다.

건강이 약해지는 것을 막기 위해서 가장 좋은 방법은 운동요법을 꾸준히 실천하는 것이다. 운동요법이란 신체의 운동을 통하여 질병이나 그 후유증을 치료하는 방법을 말한다. 노인들에게 운동요법은 신체의 구조 및 기능의 저하를 예방하고, 질병이나 손상된 기능을 회복하고, 체력을 개선하여 치매에 도움이 되는 것으로 알려져 있다.

Chapter

4

모든 병은 잘못된 식습관의 결과

　우리 생활 속의 모든 음식물은 단순한 먹을거리를 넘어서 천혜의 자연에서 얻어지는 귀한 선물이며 보약이라고 한다. 중국에서는 지구상에서 자라고, 날고, 헤엄치는 모든 것, 즉 모든 동식물이 거의 다 요리에 활용되어 지고 있는 것을 보면 우리 주변의 모든 것은 먹거리로 활용될 수 있다.

　히포크라테스가 말하기를 "음식으로 고치지 못하는 병은 약으로도 고칠 수 없다"고 했다. 우리말에도 "밥 잘먹는 것이 최고의 보약이다."는 말이 있다. 이런 것을 약식동원(藥食同源)이라고 한다. 즉 "약과 음식은 근원에서 같다"는 뜻이다. 다시 말해서 "음식을 잘 먹으면 건강해진다"는 뜻이다. 그럼 잘 먹기 위해서 어떻게 해야 할까? 그것은 매우 복잡한 과정을 거친다.

　음식물이 어떤 물(좋은 물, 나쁜 물)을 만나느냐?, 어떻게 조리(찌고, 삶고, 볶고, 튀기고, 굽고, 익히고 등)를 하느냐?, 어떤 양념과 조미료를 만나느냐?, 그릇(쇠그릇, 나무그릇, 플라스틱)은 무엇을 쓰느냐?에 따라 사람의 몸에 좋은 음식이 되거나 나쁜 음식이 된다.

그리고 사람의 손에 의해 조리된 음식이 사람의 뱃속으로 들어갔을 때, 그 사람의 의식 상태(즐거운 마음, 어두운 마음, 스트레스)나 소화기 및 건강 상태 등도 건강을 결정짓는 중요한 변수가 된다. 또한 음식물이 체내에 적정량 흡수가 되었느냐? 체내에 정체가 되었느냐? 안 되었느냐? 누구와 같이 먹고 사느냐(환경적 요인)?도 좋은 음식이었느냐? 아니냐? 를 결정짓는 중요한 기준이 된다. 이처럼 음식물은 무수한 변수를 만나면서 사람을 건강하게도, 병약하게도 만드는 주요 요인이기도 하지만 때로는 사람을 죽이기도 한다.

이렇게 음식은 우리 몸에 중요한 역할을 함에도 불구하고 아무것이나, 때깔만 보고, 남이 먹으니까, 화풀이로, 배만 채우기 위해서, 그냥 심심풀이(인스턴트 식품)로, 먹는 경우가 많다. 특히 식생활의 서구화, 입맛에 길들여진 편식, 야밤에 야간근무를 핑계로 하는 야식, 화가 나서 먹는 폭식, 체질은 뒷전이고 흉내 내어 찾아가 먹는 미식, 이러한 식생활은 위장과 간, 췌장에 무리한 일을 하게하고 그로 인하여 그 기능이 떨어지게 되는 악순환의 연속적인 생활이다. 몸에 좋지 않은 음식을 한 두번 먹는 것은 괜찮지만 지속적으로 먹게 된다면 분명히 문제가 생기고 만다. 마치 가랑비에 옷 젖듯이 여지없이 건강을 잃게 된다. 결국에는 때 늦은 후회와 함께 새로운 다짐을 하게 되지만 이미 건강은 한번 잃으면 다시 찾기가 여간해서 쉽지가 않다.

과거 우리의 식습관은 곡류와 콩류, 채소, 어패류 등이 주를 이뤘

으나 입맛의 서구화로 최근에는 쌀 대신 육류나 유제품, 과일과 설탕의 소비가 늘고 있다. 문제는 식생활의 변화에 따른 영양 불균형 상태가 질병 발생의 주요인이 되고 있다는 점이다. 우리나라 사람들의 먹을거리가 점점 고기 위주로 바뀌고, 환경오염이 심해지면서 서구형 질병으로 숨지는 사람들이 크게 늘고 있는 것이다.

최근 통계청의 통계자료를 보면 65세 이상 고령자의 사망 원인을 분석한 결과, 대장암과 당뇨병으로 인한 사망이 20년 전보다 약 7배 가까이 급증한 것으로 나타났다. 원래 대장암은 육식을 즐기는 선진국에서 많이 발생하였지만 점차 한국에서도 늘고 있다. 이러한 원인은 우리의 식단이 점차 서구화되어 육식이나 설탕을 많이 먹게 됨으로 인해서 대장암이나 당뇨병이 증가해 가고 있다는 것을 의미한다.

이처럼 건강하게 살기위해서는 식습관이 중요한 것을 알 수 있다. 국어사전을 찾아보면 "습여성성(習與性成)"이라는 말이 있다. 그 말의 뜻은 습관이 오래되면 마침내 천성이 된다! 는 뜻이다. 즉 어릴 때부터 갖는 식습관은 평생을 지배하며, 결국에는 사람을 죽이고 살릴 수도 있음을 명심해야 할 것이다.

따라서 진수성찬을 많이 먹는 것이 중요한 것이 아니라 밥 한 공기, 김치 한 가지만이라도 정성스럽게 감사한 마음으로 먹는 마음자세를 중요하다. 즉 아무리 빈약한 음식이라도 즐거운 마음으로 먹는 습관을 기른다면 우리의 건강은 좋아지겠지만, 아무리 맛있는 음식도 맛없이 먹는 습관을 들이면 나쁜 영향을 미치고 결국에는 우리의 건강을 좀먹게 된다는 것을 명심해야 한다.

건강을 지키는데 기적이란 없다

진시황제는 최초로 중국을 통일하는 과업을 이루었다는 점에서 중국역사상 독보적인 존재로 평가받는 인물이다. 그러나 그는 통일제국에 대한 지나친 집착으로 인해 폭군으로 부각되는 상반된 평가를 받고 있기도 하다. 그는 불과 13세의 어린 나이에 진왕에 즉위하였으며 49세의 나이로 사망했다.

옛 사람들의 가장 큰 관심은 불로장생이었다. 생활이 힘들고 음식이 충분하지 않아 병들고 일찍 죽는 것이 흔한 일이었으므로 건강하게 오래 산다는 것은 이미 그 자체가 개인의 건강 뿐 아니라 그에 따르는 사회적인 지위나 문화적인 수준 등 삶의 질을 나타내주는 말이었다.

천하통일의 대업을 이룩한 진시황도 자신의 죽음에 대해서는 두려워하지 않을 수 없었다. 그리하여 그는 어떻게든 죽음을 피하고 싶었다. 그래서 진시황은 서시(徐市)에게 어린 소년 소녀 3천명과 많은 보물을 실은 배들을 거느리게 하여 동해에 있다는 신선이 사는 섬에 가서 불로장생의 약초와 약을 구해오도록 하였다. 그러나 서시는 몇 년이 지나도록 약을 구하지 못하자 후환이 두려워 일본 쪽으로 도망쳐 버렸다. 그 후 진시황은 자신을 비방했을 것으로 자신을 비방한 460여명이나 되는 유생들을 붙잡아 구덩이를 파고 생매장해버렸다. 이것이 바로 갱유(坑儒)사건이다.

하여간 진시항은 생존해 있는 동안 몸에 좋다는 모든 음식들은 다 먹어보았다. 일설에 의하면 하루에 200명의 요리사가 자신을 위해 매일 다른 요리를 바쳤다고 한다. 좋은 것만 먹은 진시황이 왜 49의 나이에 사망한 것일까?

꼭 중국에서만 예를 들을 것 없이 우리나라에서도 조선조 500년 동안 27명의 임금 중에서 60세 이상 사신 분이 불과 5명밖에 없었다. 왜 이런 현상이 나타나는 것일까? 먹고 싶은 것을 마음대로 먹고 하고 싶은 것을 마음대로 했음에도 불구하고 대부분이 단명하게 된 이유는 무엇일까? 그러한 이유에는 궁녀가 많아서 정력을 낭비했기 때문이라고도 한다. 그래서 일부에서는 아무리 몸에 좋은 보약도 주색을 삼가고 과로하지 않으며 긍정적으로 생활하는 기반 위에서만 보약이 효과를 나타내는 것이라고 한다. 또 일부에서는 진시황이 너무 스테미너 음식만 먹었기 때문에 영양이 넘쳐서 성인병이 심해 오히려 사망하게 되었다는 추측도 있다.

<동의보감>에 보면 "곡기가 원기를 이기게 되면 살이 찌게 되며 수명이 짧아진다. 그러나 원기가 곡기를 이기면 살도 찌지 않으며 장수할

수 있다.”라는 말이 나온다. 음식의 영양분이 우리의 생명을 유지하는 힘이 되는 것은 사실이지만 영양분이 우리의 생명력인 원기를 이기면 곡기에 지쳐서 오히려 원기가 줄어든다.

이처럼 무턱대고 먹성이 좋아서 많이 먹는 것이 건강의 근원이라고 생각하는 것은 큰 잘못이다. 많이 먹어서 체중이 늘어났다는 것은 그 만큼 곡기가 원기를 눌렀기 때문에 성인병만을 가져올 뿐이다.

결국 우리가 사는 세상에는 불로초라는 것을 없을뿐더러 건강을 유지하고 증진시키는데 기적이란 없다는 것을 깨달아야 한다. 결국 건강을 유지하기 위해서는 올바른 식사습관 대신 특이한 음식에 돈과 시간을 낭비하는 일은 없어야 하겠다. 건강을 지켜 나가기만 하면 틀림없이 성인병을 예방할 수 있고, 성인병일지라도 치료가 되게 할 수 있다.

적게 먹어야 오래 산다

세계보건 기구(WHO)는 건강을 신체적, 정신적, 사회적으로 안녕한 상태로서 단순히 아프지 않거나 병약하지 않다는 것에 국한되지 않는다고 정의를 내리고 있다. 이 정의는 건강의 개념을 단순히 신체만으로 국한하지 않고 정신적, 사회적으로도 평안해야 함을 의미한다.

우리 아이들이 살아갈 환경은 좀더 오염되어가고 있으며 교통이 발달함에 따라 먹거리는 생산지에서 지구 한바퀴를 도는 곳까지 이동되어 판매, 조리되고 있다. 갈수록 복잡해진 환경과 식생활 습관의 변화는 스트레스를 더하고 많은 질병과 고통의 원인을 낳고 있다.

옛날 고대 사람들은 질병의 원인을 원한을 품고 사람에게 재앙을 내리는 못된 영혼의 저주로 생각했다고 한다. 철학과 종교관이 생기면서 신이 병을 내린다고 믿거나 별자리이동으로 병이 생긴다는 학설도 있었다고 한다.

현대에는 식원병(食原病)이라 하여 모든 병의 원인인 먹는 음식에 있음을 말해준다. 다시 말하면 한평생 먹고 있는 식생활이 제대로 이루어지지 못한 탓으로 이들 식품 중 어떤 성분이 원인이 되어 생긴 병이라는 뜻이다. 이제 세계적인 현대과학의 석학들도 대부분의 질병의 원인이 음식으로 인한 영향이 크다는데 입을 모은다.

실제로 우리나라에서 가장 많이 팔리는 약이 소화제이며 병원을 찾는 환자의 60%가 위장병 환자라는 사실은 이젠 놀랄 일도 아니다. 이처럼 우리나라 사람들은 다른 나라에 비하여 위장병환자가 많은 이유는 무엇일까? 그것은 바로 우리나라 사람들이 과식하는 식습관에서 기인한다. 먹거리가 풍요해짐에 따라 그 동안 먹지 못한 한풀이라도 하듯이 우리는 너무 먹어 대고 있다. 그러다 보니 우리 몸이 한계를 벗어나 비만이 되기도 하고, 위장병에 걸리는 것이다.

진시황제나 조선시대 역대 임금님들이 단명한 이유를 보면 못 먹어서가 아니라 너무 많이 먹어서가 문제가 되었다. 그들이 먹는 것을 일반인들처럼 절제하였다면 오히려 더 오래살 수 있었을 지도 모를 일이다.

우리 속담에 "과식은 소식만 못 하다"고 한 것도 많이 먹는 것보다는 적게 먹는 것이 좋다는 것을 강조하고 있다. "허약한 사람을 기운 나게 한다고 기름진 음식을 무리하게 먹으면 도리어 더 약해진다"고 해서 건강하게 살기 위해서는 기름진 음식이 중요하지 않다는 것을 강조하고도 있다. 영국에서는 "먹지 못해 굶어 죽는 사람보다 너무 먹어서 죽는 사람이 더 많다"고 하여 많이 먹는 것이 모든 병의 근본적 원인이라고 보았다.

한평생을 하루 세 끼씩 거르지 않고 먹어야 하는 것이 음식이기 때문에 음식이 바르지 못하면 모든 병이 생긴다는 말이다.

풍족함이 오히려 수명을 단축시킨다

어린 시절에 정겨운 음식들이 어른이 되어 먹어보면 맛도 그 맛이 아니고 초라하게 여겨지는게 사실이다. 어린 시절에 먹던 물고구마는 입에 안겨지는 달콤한 간식이었는데 지금은 그 토양이 아니어서인지 빛깔 좋은 호박고구마가 대신 자리하고 있지만 부드럽고 질척한 물고구마는 모습을 감추어 버렸다.

60년대를 살아온 성인들은 풍족함에 겨워하는 아이들을 보면서 가끔 걱정하는 듯이 보릿고개 이야기를 자주한다. 보릿고개란 가을에 수확한 양식은 바닥이 나고 보리는 미처 여물지 않은 5~6월을 말한다. 따라서 농가에서는 식량이 모자라 굶주리며 힘들어 했으며 풀뿌리나 나무껍질로 배고픔을 달래던 어려운 시절을 말한다.

그러나 요즘의 아이들은 보릿고개가 무엇인지 아는 아이는 거의 없다. 부모가 아이들에게 어릴 때는 먹을게 없어서 배고프고 힘든 어린 시절을 보냈다고 하면 아이들은 "빵 먹으면 되지"또는 "라면 먹으면 되

지”라고 말하는 경우가 많다. 돈이 없어서 그랬다고 하면 “은행에서 찾
으면 되지”라고 말한다. 부족함이 없이 자란 아이들은 아무리 말해도
가난하고 힘든 것을 이해하기 어렵지만 참 씁쓸한 이야기다.

보릿고개를 경험하던 1950년대, 먹는 것이 부족했던 1960년대에는
걸리던 병의 종류도 주로 못 먹어서, 영양의 불균형으로 영양실조가 가
장 큰 질병이었다. 요즈음은 먹는 것만큼은 걱정하지 않게 되었고 이제
는 양으로 식사를 하던 시대에서 질로 승부를 하는 시대로 전환하였다.
그런데 지금처럼 영양이 풍부한 식사를 하며 의술이 발달한 시대에 이
름 모를 각종 질병들이 새롭게 생겨나는 이유는 무엇 때문일까?

자연치유학자들은 그것은 바로 먹거리가 풍성해 지면서 새로운 유
전형질을 가진 음식물을 먹거나, 식습관의 잘못 때문에 병이 새로 생
겨나기 때문이라고 말한다. 의학자들도 질병을 일으키는 병균도 결국
은 입이나 코로 전염되기 때문에 어찌 보면 먹는 것이라 할 수 있다고
한다. 결국 지금 우리가 만나고 있는 모든 병은 먹어서 생기는 것이라고
할 수 있다. 따라서 예전에 비해서 생소한 질병들이 생겨난 이유는 결
국 먹거리가 풍부해지고 먹지 않던 것을 먹게 되다 보니 생긴 것이라고
유추해볼 수 있다. 즉 배고픔을 채우려는 시대에서 식도락을 즐기기 위
한 문화로 바뀌어 가면서 예전에는 알지 못했던 희귀한 질병들이 많이
생겨났다는 것이다. 예를 들면 AIDS, 광우병, 괴질, 0157, 조류독감, 각
종 암 등인데 이름조차 너무나 생소한 질병들이 많이 생겨난 것이다.

이러한 경우를 소의 광우병에서도 적용해 볼 수 있다. 광우병이란
1986년 영국에서 처음 보고되었는데 소의 뇌에 구멍이 생겨 갑자기 미

친 듯이 포악해지고 정신이상과 거동불안, 그리고 난폭해지는 등의 행동을 보이는 만성 신경성 질병이다. 문제는 광우병에 걸린 소의 뇌가 특정부분이 스폰지처럼 변형되어 각종 신경증상을 보이다가 폐사하며, 광우병에 걸린 소를 사람이 먹게 되면 2년~5년의 다양하고 긴 잠복기와 불안, 보행장애, 기립불능, 전신마비 등 임상증상을 보이다가 결국은 100% 사망하는 치명적인 만성 진행성 질병이다.

광우병의 시작은 영국의 소 사육업자들이 70년대부터 소에게 양고기를 사료로 먹이기 시작했다는 것이다. 원인이야 여러 가지를 유추해볼 수 있지만 가장 강력한 것은 소는 원래 초식동물인데도 불구하고 성장을 빠르게 하기 위하여 사료에 동물성 사료를 넣어 줌으로써 소는 예전에는 먹어보지 못했던 새로운 유전자가 들어옴에 따라 그것을 소화하기 위하여 스트레스가 증가했을 것으로 보고 결국 소는 심한 스트레스로 인하여 소의 뇌가 구멍이 뚫려 스폰지처럼 변형되어 사망하게 된다는 것이다. 문제는 사람이 광우병 걸린 쇠고기를 먹게 되면 똑같이 광우병에 걸려서 사망하게 된다는 것이다.

이처럼 소도 매일 먹던 초식에서 벗어나 동물성 사료를 먹게 됨에 따라 스트레스를 받아 뇌에 구멍이 뚫리는 광우병에 걸렸듯이, 사람 또한 예전에는 먹어 보지 못했던 새로운 음식들로 인하여 식도락은 즐거워졌지만, 이로 인해서 우리의 몸에서는 소화를 어떻게 시켜야 할지를 몰라서 스트레스를 받게 되고 이로 인해서 이름 모르는 질병들이 증가하고 있다고 할 수 있다.

과학적으로도 현대인들은 먹을거리가 풍부해진 반면 신체 활동량은 급격히 줄어들었기에 인슐린이 제대로 만들어지지 않거나 제 기능을 하지 못해 여러 가지 비만과 당뇨 등 성인병이 복합적으로 나타나고 있다. 극단적으로 말해 '초식동물'에 가까웠던 한국인에게, 서양인에게는 거의 100년에 걸쳐 일어난 식생활의 변화가 최근 20~30년 사이에 급하게 일어났다. 서구형 식사 패턴이 도입되고 육류 섭취가 늘어나면서 한국인의 평균 콜레스테롤 수치는 1990년까지만 해도 평균 161㎎/㎖였으나 2002년에는 191㎎/㎖, 현재는 200㎎/㎖을 훌쩍 넘어섰다. 게다가 한국인은 유전적으로도 중성지방을 처리하는 능력이 서양인에 비해 떨어져 대사증후군과 관련된 질환으로 인한 사망률이 더욱 증가하고 있다.

이처럼 현대인들은 이제 못 먹어서 생기는 병이 아니라 너무 지나친 영양 상태로 과거와는 달리 과부하가 걸려서 병에 걸린다는 것을 명심해야 한다.

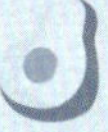

식단의 질이 결정하는 신체 대사와 질병 예방

우리가 먹는 것이 곧 우리 자신을 만든다. 이 책은 현대인이 즐기는 달고 기름진 음식, 패스트푸드, 인스턴트 식품 속에 숨겨진 위험성을 경고한다. 가공식품의 첨가물과 트랜스 지방, 과도한 설탕은 인체에 극심한 대사 스트레스를 유발하며 만성질환의 씨앗이 됩니다. 목차에서 제시하듯 백미보다는 현미를, 가공식품보다는 자연 식재료를 선택하는 지혜가 필요하다. 풍족함이 오히려 독이 되는 시대에 절제의 미덕을 발휘하고, 우리가 매일 마주하는 밥상을 약상으로 바꾸는 실천만이 유전자 변형 식품과 각종 유해 환경으로부터 나의 몸을 지켜낼 수 있는 가장 강력한 방어기제다.

코로나19를 이기는 방법

PART 2

코로나 19의 시작

코로나는 2019년 12월 중국 우한에서 처음 발생한 뒤 중국 전역과 전 세계로 확산된, 새로운 유형의 코로나바이러스(SARS-CoV-2)에 의한 호흡기 감염질환이다. 초기에는 원인을 알 수 없는 호흡기 전염병으로만 알려졌으나, 2020년 1월 21일 우한 의료진 15명이 확진 판정을 받았다며 코로나19의 사람 간 감염 가능성을 공식 확인했다. 이에 대하여 세계보건기구(WHO)가 2020년 1월 9일 해당 폐렴의 원인이 새로운 유형의 코로나바이러스라고 밝히면서 병원체가 확인됐다. 감염이 증가하면서 WHO는 1월 30일 '국제적 공중보건 비상사태'(PHEIC)를 선포했다. 그러다 코로나19 확진자가 전 세계에서 속출하자 WHO는 3월 11일 홍콩독감(1968), 신종플루(2009)에 이어 사상 세 번째로 코로나19에 대해 팬데믹(세계적 대유행)을 선포했다.

처음에는 중국 우한에서 발생하였기 때문에 우한 바이러스라고도 불렸지만, 국제바이러스분류위원회에서 코로나 바이러스에 대한 정확한 명칭을 SARS-CoV-2로 2월 11일 명명하였다.

영어로는 COVID-19불리며, 한국에서는 정확한 명칭으로는 코로나바이러스감염증-19라고 하지만 쉽게 코로나 바이러스19로 불리고 있다.

코로나19는 감염자의 비말(침방울)이 호흡기나 눈·코·입의 점막으로 침투될 때 전염된다. 감염되면 약 2~14일(추정)의 잠복기를 거친 뒤 발열(37.5도) 및 기침이나 호흡곤란 등 호흡기 증상, 폐렴이 주증상으로 나타나지만 무증상 감염 사례도 드물게 나오고 있다.

코로나19에 감염되면 발열, 권태감, 기침, 호흡곤란 및 폐렴 등 경증에서 중증까지 다양한 호흡기감염증이 나타나며, 그 외 가래, 인후통, 두통, 객혈과 오심, 설사 등도 나타난다. 문제는 바이러스에 감염된 사람 중에서 사망률은 약 3.4%가 사망하고 있는 것으로 나타났지만 국가별·연령별 치명률 수준은 매우 상이하게 나타나고 있다.

특히 고령, 면역기능이 저하된 환자, 기저질환을 가진 환자가 주로 중증으로 나타나거나, 사망률이 높은 것으로 나타났다. 따라서 사망률이 낮은 일부 국가에서는 코로나19에 대해서 감기처럼 가벼운 증상이라고 생각해서 방역에 신경을 쓰지 않고, 집단 면역을 실시한 나라도 있었다. 그러나 코로나19를 심각하게 인식한 나라들에서는 방역을 위해서 이동금지를 하거나 사회적 거리두기를 철저하게 지키는 나라들이 많이 나타났다.

이로 인하여 세계 여행은 멈추었고, 사람이 모이는 일을 줄이다 보니 그에 관련된 업종들은 심각한 타격을 받아 부도를 내거나 휴직 처리가 되어 경제적으로 심각한 타격을 입게 되었다. 경제적인 타격은 결국 소매업자와 외식업체에 도미노처럼 타격을 입게 되어 경제활동은 급격은 위축되었다. 이로 인해 대부분의 사람들이 코로나로 인해서 경제적으로 어려워지고, 외부의 활동에 대한 제한이 이루어져 사회 전반적으로 어려움을 겪게 되었다.

Chapter 2

코로나19의 진실

코로나바이러스감염증-19는 명칭에서도 알 수 있듯이 바이러스 중에 한 가지다. 원래 바이러스는 DNA나 RNA를 유전체(genome)로 가지고 있으며, 단백질로 둘러 싸여 있는 구조를 가지고 있다. 바이러스는 혼자서 증식이 불가능하여 숙주 세포내에서 복제를 하며, 세포 간에 감염을 통해서 증식한다. 동물, 식물, 박테리아 등 거의 모든 생명체에는 각각 감염되는 바이러스가 존재하며, AIDS, 독감, 간염, 헤르페스, 에볼라와 같은 다양한 질환의 원인이 되기도 한다.

바이러스는 일반적으로 생물과 무생물의 특성을 모두 가진 것으로 알려져 있다. 세포들은 기존의 세포에서 스스로 복제되는 데 반해서, 바이러스는 숙주에 감염이 된 후에 숙주의 복제 시스템을 활용하여 자신의 유전체를 복제하여 증식을 하게 된다. 따라서 숙주가 없는 상태에서 바이러스는 스스로 복제하지 못하고 단순히 단백질과 핵산의 덩어리인 무생물 상태로 존재하게 되는 것이다. 따라서 바이러스의 여러 단백질들은 숙주에 효율적으로 감염하고, 숙주의 시스템을 활용하는 데 최적화되도록 진화하였다. 바이러스와 유사한 특징을 가지는 프리온(prion)은 무생물로 분류가 된다.

대부분의 바이러스는 감염자와 밀접한 접촉에 의해서 이루어지는 경우가 대부분인데 코로나19는 다른 바이러스에 비하여 가장 전염력이 강한 바이러스다. 코로나19는 감염자의 비말(침방울)에 바이러스·세균이 섞여 나와 2m 안에 있는 사람의 호흡기나 눈·코·입의 점막으로 침투되어 전염된다. 눈의 경우 환자의 침 등이 눈에 직접 들어가거나, 바이러스에 오염된 손으로 눈을 비비면 눈을 통해 전염될 수 있다.

<표 1-1> 바이러스의 비교

구분	단순 감기	독감	코로나19
증상 발생 위치	주로 상부 호흡기관(상기도)	주로 상하부 호흡기관	주로 하부 호흡기관(하기도)
주요 증상	콧물, 인후염, 열과 두통으로 인한 무기력증	두통, 근육통, 기침, 한기를 동반한 고열	발열, 마른기침, 근육통, 피로
잠복기	잠복기 없음		잠복기 평균 7~14일 추정
회복 소요 기간	일주일 안에 회복	일주일~몇 주 동안 길게 지속	약 13~18일 (국내 기준)
감염 판단 방법	별도 검사 없음	독감 바이러스 검사	코로나 유전자 유무 검사

코로나19 검사는 발생 초기에는 판 코로나바이러스 검사법(Conven

-tional PCR)과 염기서열분석 일치 여부를 통한 확진 검사를 진행했다. 이는 의심환자에 대해 코로나바이러스 계열인지 여부(판코로나 검사법)를 확인한 뒤 양성반응이 나오면 환자 검체에서 나온 바이러스 유전자 염기서열을 분석해 검사를 진행하는 것으로, 약 1~2일이 소요됐다. 그러나 2020년 1월 31일부터는 코로나19만을 타깃으로 하는 RT-PCR 검사법이 개발되면서 질병관리본부(국립인천공항검역소 포함)와 전국 18개 보건환경연구원에서부터 적용하여 진단하고 있다.

RT-PCR 검사법은 판 코로나 검사처럼 코로나바이러스 전체 계열이 아닌 코로나19를 특정해 진단할 수 있는 시약 키트가 핵심으로, 검사 6시간 이내 결과를 확인할 수 있다. 이 키트는 2월 7일부터 민간병원에도 보급되면서, 코로나19의 신속한 진단이 가능해졌으며, 세계에서도 우리나라의 진단 키트에 효과에 대하여 관심을 가지고 수입해가는 나라들이 많아졌다. 이로 인해 한국의 방역 시스템에 대한 세계 최고라는 인식이 확산되었으며, 이로 인하여 아이러니하게도 한국이 선진국으로 도약하는데 일조를 하게 되었다.

현재까지 코로나19에 감염된 환자로 확진되면 치료제가 없기 때문에 격리되어 기침·인후통·폐렴 등 주요 증상에 따라 항바이러스제나 2차 감염 예방을 위한 항생제 투여 등의 대증요법을 통하여 치료를 하고 있다. 일부 환자의 경우에는 항바이러스제 투여 없이 자가면역으로 코로나19의 치유가 가능한 것으로 알려져 있다. 그러나 코로나19 증상이 호전된 뒤에도 무증상으로 바이러스가 3~4주 지속되기도 하며, 바이러스가 다시 활성화되어 영구 면역이 되지 않는 경우도 있기 때문에,

치료가 종료됐다고 해도 최소 2주가량 자가 격리를 해야 한다.

코로나19는 아직까지 백신이나 치료제가 없는 상태이나 전세계가 심각해지자 앞 다투어 임상실험에 참여하고 있으며, 백신과 치료제 개발에 박차를 가하고 있다. 따라서 아직까지는 코로나19는 걸리기 전에 예방하는 것이 가장 효과적인 방법이다. 코로나19를 예방하기 위해서는 항상 많은 사람이 모인 곳에는 가지 말아야 하며, 사람들과 접촉할 때는 반드시 마스크를 착용해야 하며, 2m 이상 거리를 두어야 한다. 그리고 외출하고 나서는 올바른 손 씻기(흐르는 물에 비누로 30초 이상 꼼꼼하게 손씻기)를 해야 한다.

만나는 사람과 신체적 접촉은 피해야 하며, 기침할 때는 반드시 휴지나 옷소매 위쪽으로 입과 코를 가리고 해야 하며, 다른 사람과 대화할 때는 반드시 마스크를 착용하고 대화를 해야 한다.

코로나19의 백신과 치료제는 빨라야 2021년이나 되어야 일반인들에게도 판매가 될 것으로 예측하고 있어서 지금의 코로나19로 인한 감염은 지속될 것으로 보인다. 따라서 지금까지 코로나19를 극복하는 가장 좋은 방법은 예방이라고 할 수 있다.

Chapter 3

코로나19로 인한 피해

코로나19로 인한 타격은 우리의 삶 자체를 흔들어 놓고 있으며, 여러 분야에서 심각한 피해를 주었다. 코로나19로 인한 피해 중에서 가장 타격이 심한 분야는 경제 분야라고 할 수 있다. 코로나19 사태로 인하여 확진자가 급증함에 따라 사회적 거리두기와 함께 경제활동 및 경제심리가 크게 위축되면서 전 분야에 걸쳐 소비가 급격하게 감소함으로써 당초 예상보다 민생 경제여건 전반의 어려움이 확대되었다.

결국 세계의 경제는 예전에 비하여 심각할 정도로 역성장을 기록하고 있다. OECD는 '2020 OECD 경제성장률을 발표했는데 OECD 37개 회원국 중 올해 한국 경제성장률 전망치가 가장 높다고 발표했다. 전세계적으로 경제성장은 전부 마이너스 성장을 하였는데 그 중에서 한국은 경제성장률이 −0.8%로 1위를 차지했고, 2위는 터키(−4.8%) 3위는 일본(−6.0%), 4위 미국(−7.3%), 5위 영국(−11.5%) 순이었다.

OECD는 보고서에서는 코로나19로 인해 세계는 심각한 경기 침체를 유발했다고 진단했다. 특히 여행 및 레저 등 전통적 대면 서비스 산업의 충격이 컸으며, 회복 속도 또한 더딜 것이라고 예측했다. 제조업은 전 세계 수요 붕괴로 충격을 받았고, 특히 석유화학·자동차 업종의 피해가 크다고 보았다.

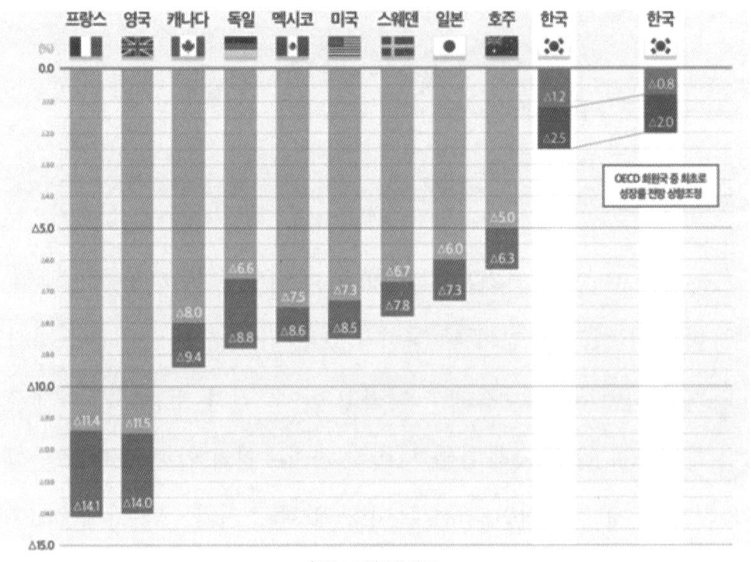

출처 : 기획재정부

이런 상황에도 불구하고 한국이 경제성장률이 가장 높았던 이유는 코로나19 방역 조치가 성공했다고 봤기 때문이다. OECD는 "한국은 일체의 봉쇄조치 없이 방역 성과를 거두면서 경제 피해도 최소화했다"며 "경제 충격이 제한적으로 나타나며 회원국 중 경제 위축이 가장 작았다"고 평가했다.

경제성장률은 우리나라 모든 산업을 합쳐서 통계를 낸 것이기 때문에 코로나19로 인해 어려운 업종도 많지만, 일부 업종은 코로나로 인해 성장한 업종까지 합쳐서 평균을 낸 것이기 때문에 정확하게 시장의 분위기를 알기는 어렵다. 우리나라에서 코로나로 인해 피해를 크게 입은 업종을 보면 다음과 같다.

1) 여행업

경제 분야에서 가장 타격이 심한 분야는 여행업종이라고 할 수 있다. 현재 입국 금지를 하고 있는 나라도 많지만, 여행을 금지하고 있는 나라들이 많기 때문에 관광객의 급감으로 인해 여행업은 완전 정지되었다고 보아도 과언이 아니다.

실제로 코로나19가 발생하기 전 인천국제공항 일일 여객 수는 20만명이 넘던 것이 코로나19 사태 발생 이후 8000명 단위로 줄었으며, 8월 현재 1만명 정도로 1/20이하로 줄었다.

여행업의 타격은 여행사나 항공사가 파산하거나 부도를 내는 경우가 증가하고 있다. 특히 여행사의 직원과 항공사에 종사하는 승무원과 조종사들에게도 무급휴직과 유급휴직 상태에 놓여 있다. 올해 안에 여행업이 살아나지 않는다면 더욱 많은 여행사들과 항공사들이 도산하게 될 것이다.

2) 서비스업

수입 감소와 사회적 거리 두기로 인하여 외식업소를 이용하던 인구가 감소하므로 인해 음식점의 매출이 감소하고 있다. 매출의 감소는 임

대료나 직원들의 임금을 해결하지 못해서 문을 닫는 점포들이 증가하고 있다.

여행객의 감소는 자연스럽게 숙박업소에 대한 이용이 줄면서 숙박업의 매출도 감소하고 있다. 숙박업소는 시설 유지 비용과 인건비가 차지하는 비율이 높기 때문에 수입 감소는 숙박업소에게 큰 타격을 주고 있다. 영화나 연극 및 예술 분야도 사람을 모으는 것이 어려워져서, 적자가 지속적으로 생기는 곳은 휴관하는 극장도 많다.

3) 중소기업

코로나19 사태로 인해 대중 수출이 크게 감소하고, 중국으로부터의 부품수급 차질 등으로 일부 공장의 가동 중단이 발생함에 따라 수출을 위주로 했던 중소기업이 타격을 입었다. 내수를 중심으로 했던 중소기업들도 소비심리 위축과 수익의 감소로 인해 부도가 나는 중소기업이 증가하고 있다. 이로 인해 각 지역의 공단의 가동률이 떨어지게 하고 있다.

4) 교육 분야

코로나19 확산 방지를 위한 특단의 조치로 휴교령이 내려졌고 그로 인해 세계 188개국에서 15억 7,600만 명의 학생이 학교에 가지 못했다. 따라서 수업 결손으로 인해 대부분의 학교수업 대신 원격수업으로 대체되었다. 우리나라의 경우 초중고는 다시 대면 수업을 시작했지만 대학은 경우는 1학기에 이어 2학기에도 원격 수업을 진행할 대학들이 많다.

정규교육 시장에서도 이러한 피해가 발생하였는데 사교육 시장은 더욱 어려움을 호소하고 있다. 비대면 시장의 확대로 인하여 기존의 오프라인 학원들과 교육 기관들은 학생을 모집하지 못하여 적자를 보는 기관들이 증가하였으며, 이를 견디기 어려운 곳에서는 문을 닫을 수밖에 없었다. 특히 성인들 대상으로 하는 평생교육원이나 기업교육은 무기한 연기된 곳이 많으며, 코로나19 사태가 종식된다고 해도 다시 원위치로 돌아오기 어려운 곳이 많다.

5) 일자리 분야

코로나19로 인하여 경기가 어려워진 기업에서는 정리해고가 증가하고 있으며, 폐업하는 자영업자로 인하여 실업률이 증가하고 있다. 대기업에서도 예전에 비해 취업자 수를 줄이고 있기 때문에 청년들의 실업률도 높아지고 있다.

Chapter 4

코로나19 이후의 사회

미국 국무장관을 지낸 헨리 키신저는 "코로나19 펜더믹이 끝나면 세계는 그 이전과 이후로 변할 것"이라고 했다. 헨리 키신저만이 아니라 많은 학자들도 인류의 역사는 코로나19 사태 이전에는 고대, 중세, 근대, 현대 또는 농업혁명, 산업혁명, 지식정보혁명 등으로 역사를 나누었으나, 코로나19 사태 이후로는 코로나 이전의 역사와 이후의 역사로 나뉜다고 할 정도로 세상의 변화는 획기적으로 다가올 것을 예고하고 있다.

많은 사람들이 지금은 매우 어려운 환경이지만 조금만 참아 백신과 치료제가 개발되어 코로나19 사태가 끝나면 모든 것이 코로나19가 출현하기 이전으로 돌아갈 수 있을지도 모른다는 희망회로를 돌리고 있다. 그러나 우리가 분명히 알아야 할 것은 사회 전반을 뒤흔든 커다란 변화 뒤에는 세상이 완전히 바뀌지 다시 원상태로 모든 것이 돌아가지 않는다는 것이다.

실제로 과거 인류에게 닥친 큰 재앙들이 가져온 역사적인 흐름을 보면 반드시 역사에 패러다임의 전환을 가져온다는 것을 살펴볼 수 있다. 그리고 큰 전환은 세상을 변화시키고, 새로운 세상이 열린다는 것이다.

중세의 유럽은 많은 인구를 중심으로 농업중심의 봉건주의 체제를 유지하고 있었는데, 흑사병으로 인해 유럽 인구의 3분의 1이 죽고, 급격한 인구 감소는 농업 인구의 감소로 자연스럽게 봉건 경제를 무너뜨렸다. 결국 경제활동은 대규모의 노동력이 필요했던 농업에서 소수의 인력으로도 가능했던 상업이 활성화하였다. 그 결과 베네치아를 중심으로 상업을 통한 부의 축적을 통해 사람들은 여유로워지면서 르네상스를 통해서 문예를 부흥하게 되었다. 흑사병이 끝났다고 해서 한번 변화된 사회체제나 경제적인 구조는 이전의 사회로 돌아간 것은 없었다.

2차 세계대전은 인류 역사상 최악의 전쟁이자 최대의 규모의 전쟁으로 평가된다. 제2차 세계 대전 기간 동안 민간인과 군인 사상자를 모두 합하여 약 7,000만 명이 넘는 사람들이 사망했다. 전쟁이 끝나고 세계 패권의 중심은 서유럽에서 초강대국으로 떠오른 미국과 소련으로 넘어갔다. 그리고 2차 세계대전을 통해 미국은 막강한 부를 얻으며 세계의 경재를 주도하면서 대량 생산 및 소비의 시대가 개막하게 되었다.

코로나19도 지금까지 우리가 경험해보지 못했던 재앙을 주고 있다. 인류는 코로나19에 대처하기 위하여 많은 변화를 주도하고 있으며, 우리는 거기에 맞게 적응해가고 있다. 따라서 코로나19 사태가 끝난다고 해도 우리는 다시 과거로 완벽하게 복귀하지 않는다는 것을 인식하고 새로운 시대에 맞는 삶을 살 준비를 해야 한다. 예를 들어 코로나19의 감염이 급속하게 확산되자 대부분의 국가에서는 감염 원인을 없애기 위하여 집합교육을 줄이기 위하여 원격교육을 시행했다. 원격교육을 처음 시행했을 때는 익숙하지 못했던 원격교육에 교수자나 학생들이 혼돈하고 적응하기 어려워했다. 그러나 불과 몇 달이 지나지 않아서 사람들은 적응해나갔다. 코로나19의 확산세가 주춤하자 원격교육을 멈추고 집합교육으로 전환하려고 하자 오히려 학생이나 교수들은 온라인 교육에 익숙해져 다시 돌아오지 않기를 바라는 사람들도 증가하였다. 이미 온라인 교육에 적응되었기 때문이다.

따라서 우리는 코로나19 사태가 끝나고 원 상태로 돌아갈 것이라는 환상을 깨고, 코로나19 사태 이후의 변화된 세상에 적응하고 미래를 대비하는 것이 우리가 처한 지금의 상황에서 가장 현명한 대처라고 할 수 있다.

Chapter 5

코로나19가 요구하는 변화

코로나19로 인한 충격은 인류사회에 큰 변화를 요구하고 있다. 이제 세계는 코로나19로 인하여 강한 전염력과 치료제가 없는 상태에서 코로나19에 감염되지 않기 위해서는 사회적 거리두기나 강력한 사회 격리를 실시하게 됨에 따라 우리는 이전에는 경험해 볼 수 없는 새로운 세상이 열리게 될 것이다.

코로나19 사태가 끝나고 여행업이 정상화되어도 당분간 여행객들은 방역이 잘된 나라와 안전한 나라에 대하여 선별적으로 여행을 시작할 것으로 예상하고 있기 때문에 완전한 코로나10 이전 상태로 돌아가기는 어려울 것으로 예상된다.

음식점의 매출은 줄어드는 반면에 온라인 음식 배달은 40~80% 이상 늘었으며, 간편식 수요도 크게 증가하고 있다. 따라서 이러한 소비형태의 변화는 외식산업에서도 큰 변화를 요구하고 있다.

교육 분야에서도 처음에는 원격수업에 대해서 혼란이 많았지만 점차 익숙해져 가고 있으며, 온라인 교육의 정착을 더욱 빠르게 하고 있다. 온라인 수업의 활성화에 따라 디지털 가전 수요도 20% 이상 증가했다. 앞으로 코로나19 사태가 끝난다고 해도 온라인 수업에 익숙해져 가는 학생들과 교수자들이 증가하게 됨에 따라 원격교육은 더욱 활성화할 것으로 예상할 수 있다.

코로나19로 인해 회사의 근무형태가 재택근무나 원격 근무를 도입하여 활성화되고 있어 회사에 출근하는 일수가 줄어들고 있다, 그리고 면대면 집합 회의 보다는 화상회의가 정착되고 있으며, 전자 결재가 소규모 회사에 까지 적용되고 있다, 뿐만아니라 화상 면접이나 AI채용과 같은 비대면 채용이 증가하고 있다.

의료분야에서도 면대면보다는 모바일 문진이나 비대면 원격 진료가 점차 활성화되면서 비접촉·무인 서비스가 새로운 일상으로 자리 잡아가고 있다. 그리고 건강에 대한 관심이 높아지며 건강 의료용품은 전년 동기 대비 140% 이상 늘었고, 집에서 할 수 있는 운동용품의 판매량도 큰 폭으로 증가했다.

이외에도 온라인 하객을 초대하는 비대면 유튜브 라이브 결혼식이 증가하고 있으며, 각종 대회나 콘테스트도 원격으로 진행하는 곳이 늘어나고 있다.

코로나19 사태로 인한 지금까지의 변화를 보면 결국 면대면보다 비대면 관련 사업이 활성화 된다는 것이다. 그래서 코로나19 사태 이후 세상의 변화 핵심 키워드는 '언텍트(untact)'라고 할 수 있다. 언텍트는 새롭게 만들어진 단어로 '아니다'라는 뜻의 영어접두사 un과 "닿음, 접촉"이라는 뜻의 영어단어 contact의 con을 떼어낸 자리에 붙여서 언텍트는 비접촉(non·contact)이라는 의미를 갖게 된다. 언텍트는 코로나19 사태 이후 만들어진 신조어다. 따라서 앞으로는 모든 분야에서 사람이 만나지 않고 할 수 있는 언텍트 기술, 언텍트 사업, 언텍트 방법 등이 사회의 변화를 주도할 것으로 예측할 수 있다.

따라서 미래 사회에 성공적으로 대응하고 살아남기 위해서는 우리의 일상에서 면대면이었던 것들을 언텍트화하는 것이라고 할 수 있다.

Chapter
6

심각해져가는 코로나블루

코로나19로 인해 사람들과의 거리를 두는 사회적 격리와 함께 마스크 필수 착용으로 인해 일상생활에 제약을 받다 보니 분노와 짜증이 생긴다. 이런 상태가 지속되면서 해결방법이 없다고 생각되면서 무기력감과 함께 우울감이 찾아오고 있다. 뿐만아니라 '내가 감염이 되지 않을까?'라는 불안감과 일상생활 통제와 사람들과의 거리두기로 인한 외로움과 함께 경제적인 어려움을 통해서 심리적으로 고통을 호소하는 사람들이 늘고 있다.

이처럼 코로나19 사태가 반년 이상 넘게 지속되면서 '코로나19'와 우울함(Blue)'의 합성어인 '코로나블루(coronablue)'라는 신조어까지 나올 만큼 코로나로 인해 국민들이 정신적으로 피해를 입고 있다.

과거 1918스페인 독감이 전세계계적으로 유행했을 때도 두려움과 우울증으로 인해 다른 해에 비해서 자살률이 증가하였다. 그리고 2015년 메르스가 국내 유입되었을 당시 초기대응에 실패하면서 메르스가 전국적으로 확산되자 우리나라 국민의 40%가 우울증과 불안을 경험한 것으로 연구 결과가 나왔다. 그런데 코로나19 사태의 장기화는 이전의 스페인 독감이나 메르스보다 광범위하고 오랫동안 사람들을 괴롭히고 있기 때문에 이로 인한 사람들의 심리적인 스트레스가 상당한 것으로 보인다.

코로나 블루의 원인은 외부 활동을 자제하고 실내에 머무르면서 생기는 답답함, 자신도 코로나19에 감염될 수 있다는 불안감, 작은 증상에도 코로나가 아닐까 걱정하는 두려움, 활동 제약이 계속되면서 느끼는 무기력증, 감염병 관련 정보와 뉴스에 대한 과도한 집착, 주변 사람들에 대한 경계심 증가, 과학적으로 증명되지 않은 민간요법에 대한 맹신 등이 개별적으로나 복합적으로 나타난다.

취업포털 인크루트와 바로면접 알바콜이 성인남녀 3903명을 대상으로 공동 설문 조사한 결과를 보면, 코로나블루를 경험한 사람은 전체 응답자 중 절반 이상(54.7%)이 '경험했다'고 답했다.

연령대별로는 30대 응답자(58.4%)가 경험비율이 가장 높았고, 이어 20대(54.7%), 40대(51.5%), 50대 이상(44.8%) 순으로 나타났다. 성별로는 여성비율이 62.3%로, 남성(41.4%)보다 20.9%P 더 높았다.

전문가들은 코로나블루가 발생하는 원인으로 외부 활동을 자제하고 실내에 머무르면서 생기는 답답함, 자신도 코로나19에 감염될 수 있다는 불안감, 작은 증상에도 코로나가 아닐까 걱정하는 두려움, 활동 제약이 계속되면서 느끼는 무기력증, 감염병 관련 정보와 뉴스에 대한 과도한 집착, 주변 사람들에 대한 경계심 증가, 과학적으로 증명되지 않은 민간요법에 대한 맹신 등이며, 이러한 원인은 장기화되면 될수록 확신편향 증세가 심해지며, 이로 인한 다양한 정신 질환이 발생하는 것으로 보고 있다.

코로나19 사태의 장기화로 인하여 실제로 다수의 나타나는 코로나블루의 증상은 우울감, 불면증, 불안, 분노, 스트레스, 과민, 정서적인 피로, 우울증 및 외상 후 스트레스 장애 등 여러 가지 증상이 나타나고 있다. 이러한 심리적인 부정적인 상황이 지속될수록 신체적인 건강에도 악영향을 미치게 될 뿐만아니라 자살률을 높이기도 한다.

불안 증세나 우울감 평소와 다르게 감정 조절이 힘들 경우 가까운 주변 지인들에게 이야기를 하는 것이 좋으며, 야외의 경우 마스크 착용 후 산책으로 기분 전환을 해주는 것이 좋다. 상태가 심각할 경우 전문가의 상담을 받아 항우울증제를 복용하는 것도 좋은 방법이다.

Chapter 7

증가하는 코로나 레드와 블랙

코로나 레드는 코로나 블루(Corona Blue)를 넘어선 상태를 이르는 말로, 우울이나 불안 등의 감정이 '분노'로 폭발하는 상태를 말한다. 코로나 레드가 나타난 이유는 코로나 19로 인한 격리가 장기화되는 상황에서 생겨난 우울증을 더 이상 참을 수 없어서 분노감을 느끼게 되면서 나타난 현상이다.

코로나 블루 상태에 놓여 있던 사람들이 코로나 19 사태가 예상보다 길어지자 우울과 불안을 느끼는 코로나 블루를 넘어서 분노로 확산되는 코로나 레드가 된 것이다. 즉 사상 초유의 감염병 사태로 스트레스가 지속적으로 쌓이고 경제적 위기에까지 이르게 되자, 외부에서 그 원인을 찾고 탓을 돌리는 분노의 감정이 커지게 된 것이다. 이에 사소한 일에도 짜증을 내거나 화를 내는 사례가 잦아졌다.

실제로 사람들 간에 사소한 일에 짜증을 내거나 화를 내는 이들이 늘어나고 있다. 구인구직 전문포털 '알바천국'에 따르면 성인남녀 2천

865명을 대상으로 설문한 결과 응답자 4명중 3명(76.9%)가 '코로나 레드'를 겪은 것으로 조사됐다.

감염증 확산 초기인 2020년 2~3월에는 재택근무 및 사회적 거리두기 등으로 코로나 블루를 호소하는 이들이 많았다면, 2020년 10월 이후부터는 코로나 사태로 직접적인 피해를 본 사람들에게서 코로나 레드 현상이 확산하고 있다. 코로나 사태 장기화로 집단 피로도가 높아진 상황에서 분노 감정이 커지고 있다고 할 수 있다.

최근에는 코로나 블랙이라는 말까지 등장했는데, 이는 코로나 19로 인해 코로나 레드를 넘어서서 모든 것이 암담하다고 여기는 절망 상태를 말한다. 코로나 블랙은 자영업자, 사업에 실패한 사람들, 취업 준비생 등에게 발생할 수 있는 증상으로 암담함, 좌절감, 참담함 등이 해당된다. 코로나 블루, 코로나 레드, 코로나 블랙 현상이 심화되자 나와 내 이웃을 위한 심리적 방역에 대한 관심도 높아지고 있다.

가천대 길병원 정신건강의학과 배승민 교수는 코로나 19 상황에서 심리적 방역을 위해서는 위험 인자를 피하고 마음건강을 위한 다음과 같이 심리 방역을 해야 한다고 하였다.

1) 불안이라는 감정을 인정하기

불안이라는 감정은 코로나19가 확산되는 시기에 지극히 정상적인 감정반응이기 때문에 억지로 불안을 숨기거나 줄이려고 애쓰는 것은 오히려 숨은 불안을 더 자극해 몸과 마음의 건강을 해칠 수 있다. 따라서 불안이라는 감정을 인정해야 한다.

2) 타인에 대한 혐오감 제거하기

분노와 절망, 좌절감, 참담함 등이 타인에 의해서 발생했을 때는 타인에 대하여 혐오감이 생기게 마련이다. 따라서 타인에 대하여 혐오감을 버리면 분노와 절망, 좌절감, 참담함 등이 생기지 않게 된다.

3) 가족과 친구, 동료와 소통할 방법을 찾기

코로나 블루를 호소하는 환자들 대부분이 외부활동 제한으로 외로움과 소외감을 느끼는 경우가 많기 때문에 가족과 친구, 동료와 화상전화, 온라인 소통, 문자와 편지 등 가능한 방법을 동원해서 진심으로 마음을 주고 받는 소통을 유지하면 코로나 블루를 예방할 수 있다.

4) 정확한 정보를 필요한 만큼만 얻기

검증되지 않은 허위 정보들로 인해 불안감을 높아지기 때문에 사소한 뉴스, 정보는 무시하는 것이 좋다.

5) 가치 있고 긍정적인 활동하기

인간이 사회적 동물이기에 가족을 비롯한 주위 사람, 특히 사회적 약자 계층을 돕는 긍정적 활동을 하게 되면 자존감이 향상되면서 코로나 블루에서 탈출할 수 있다.

6) 지금의 상황을 당연하게 인정하기

지금 우리는 코로나를 물리치기 위해서 힘겨운 싸움을 하고 있다.

따라서 지금 코로나로 인해서 여러 가지 상황은 어렵지만, 반드시 극복할 수 있다는 생각을 가지면 희망을 갖게 되어 코로나 블루에서 탈출할 수 있다.

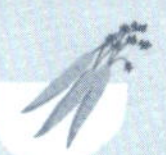

마음의 병을 다스리는 스트레스 관리의 지혜

신체적 건강 못지않게 중요한 것이 바로 정신적 균형이다. 현대 사회에서 스트레스는 만병의 근원으로 지목되며, 특히 직무 스트레스가 심장질환 등 치명적인 신체 질병으로 전이된다는 연구 결과는 시사하는 바가 크다. 스트레스는 무조건 피해야 할 대상이 아니라, 그 원인을 파악하고 현명하게 다스려야 할 삶의 동반자이다. 영아기부터 노년기까지 생애 주기별로 찾아오는 마음의 짐을 이해하고 명상, 운동, 음악 등 자신만의 해소법을 찾는 과정이 필수적이다. 결국 진정한 치유는 약물에 의존하기보다 올바른 식습관과 평온한 마음 관리를 병행할 때 완성된다

음식으로 치료하는 방법

PART 3

1) 음식은 약이다

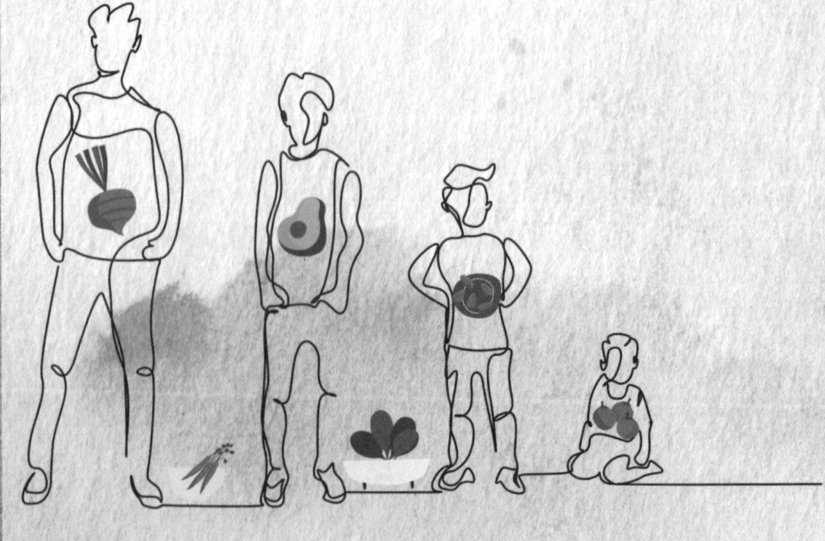

먹는 것이 아이의 성격을 바꾼다

미국의 어느 한 교도소에서는 교도소 내 폭력 사건으로 골머리를 앓던 중 회색빛이었던 교도소 벽을 마음의 안정을 주는 은은한 분홍색으로 색깔만 바꾸었더니 폭력이 현저히 줄어들었다고 한다. 그 교도소에서는 거기서 멈추지 않고 재소자들을 두 편으로 나누어서 한쪽은 평소와 같은 인스턴트 음식만 먹게 하고, 다른 한 쪽은 철저히 자연친화적인 음식만을 먹게 하는 식으로 철저한 음식을 관리하는 실험을 하였다. 그 결과 인스턴트 음식만을 먹었던 쪽에서는 예전과 다를 바 없이 폭력도 있었고, 출소 후에 재범률이 오히려 증가하는 현상을 보였다. 반면에 자연친화적인 음식을 먹는 쪽에서는 폭력이 현저히 줄어들었으며, 퇴소 후에 재범률까지 줄어들었다는 것을 알게 되어 이를 발표하였다.

위의 보고는 사람의 성격이 벽의 색깔이나 먹는 식습관만 바꾸어도 별할 수 있다는 가능성을 보여준 것이다. 즉 식습관의 변화만으로도 난폭한 성격이 바뀌어 사회에 순응할 수 있다는 것을 알 수 있다. 이와 관련하여 또 한가지의 예가 있다.

인류의 역사가 시작이 될 때는 사람들은 모두 O형의 혈액형을 가지고 있었다고 한다. 그 때의 특징은 주로 수렵생활로 먹을거리를 해결하였다. 그러나 BC 2000년이 되면서 수렵하는 것보다는 한 곳에 정착하면서 농경생활을 시작하면서 질병과 바이러스에 따른 돌연변이로 A형이 출현하였다. A형들은 수렵생활과 채집생활에서 좀 더 진보한 농경생활을 주도 하게 된다. 아프리카에서 유럽, 유럽에서 아시아, 아시아에서 아메리카로 이동하면서 유목민이 등장하는 과정에서 B형이 발생했고 이질적인 집단인 코카서스인A형과 몽고인 B형들 간의 혼합형으로 AB형이 만들어 지게 되었다.

이처럼 각각의 혈액형들이 태어난 곳도 다를 뿐더러 사람의 성격이나 기질에도 영향을 미치는 것은 육식과 채식 중 어떤 것을 많이 먹느냐, 이동하면서 사느냐, 정착해서 사느냐가 영향을 준 것이다. 따라서 육식이나 이동을 좋아하면 할수록 O형에 가깝고, 채식이나 정주를 하면 할수록 A형에 가깝다는 것을 알 수 있다.

오늘날 강대국인 미국인들의 혈액형을 보면 O형 인구가 전체의 약 46%를 차지한다. 그래서 그런지 옛날 선조들의 수렵형 성격을 닮아 육류를 좋아한다고 할 수 있다. 또한 수렵생활로 생존을 영위했던 인디언은 O형이 90% 이상이었다는 것을 보아도 먹는 것에 대한 사람의 성격과 체질에도 영양을 미친다는 것을 알 수 있다.

외국 중에서도 우리처럼 A형이 압도적으로 많은 나라는 독일(약

42%)과 일본(38.1%), 중국(27%), 그리고 영국 순이다. 독일인들의 식습관을 보면 식탁에서 부터 생명의 존엄성을 길들이고 자연스러운 먹을거리로 자녀를 교육한다. 독일의 "발도로프" 대안 학교는 아이의 체질과 기질 별로 예체능교육과 급식을 하고 농사를 체험하게 하고 작은 집도 지어보는 다각도의 전인교육에 중점을 두고 있다.

일본이 세계적인 장수국으로 성장하게 된 것도 식문화의 주도를 물고기로 대체했으며, 적게 먹자는 소식주의가 사회적인 주류를 이루었기 때문이다. 이러한 사회적인 의식은 자연스럽게 아이들에게도 밥상머리에서 교육이 이루어졌으며, 장수국을 이어가게 하는 원동력이 되고 있다.

요즘의 아이들이 참을성이 부족하고 성격이 신경질적으로 변해서 심하면 폭력성이 높아진다고들 한다. 이렇게 아이들의 성격이 변해가는 이유로 확신할 수는 없지만 많은 사람들은 인스턴트 음식의 피해로 생각하고 있다. 앞의 예에서도 보았듯이 재소자들이 인스턴트 음식만을 먹게 되면 재범률이 높다는 연구결과를 보아도 인스턴트가 아이들 성격 형성에 좋지 못한 것으로 생각할 수 있다.

따라서 아이들이 어릴 때부터 바른 먹거리를 먹도록 하는 밥상머리 교육은 교육으로서의 가치 그 이상의 한 사람의 인생 전체를 좌우하는 중요한 변수가 된다는 것을 알 수 있다.

Chapter 2

밥상을 좀 먹는 유전자변형조작 식품

우리가 현재 먹고 있는 식단의 20% 정도는 유전자 변형식품이라는 충격적인 보도가 있었다. 실제로 우리의 밥상 위에는 유전자 변형식품인 콩, 토마토, 감자, 옥수수, 호박, 밀, 사탕무, 옥수수, 귀리, 쌀, 건포도 등 약 50여개 품목이 올라오고 있으며, 이것으로 만들어진 옥수수전분, 두부, 두유, 물엿, 콩기름, 감자칩 등 우리 생활 곳곳에 깊숙이 침투해 있다. 특히 토마토는 남아메리카에서 유럽인들이 가져와 과거 500여년 이상 수많은 유전적 변형을 거치면서, 조그맣고 쓴 맛이었던 원래의 남아메리카 것을 거의 닮지 않게 되었다.

유전자 변형식품이 처음 세상에 등장 한 것이 기록에 의하면 1994년도에 미국에서 유전자 변형 식품이 판매되기 시작하면서 부터이다. GMO 식품 즉 유전자변형농산물(Genetically Modified Organism)을 유전자조작식품, 또는 유전자 재조합 식품(GE 식품)이라고도 불리 운다.

유전자 변형식품이란 일반적으로 생산량 증대 또는 유통, 가공 상의 편의를 위하여 유전공학기술을 이용하여 기존의 번식 방법으로는 나타날 수 없는 형질이나 유전자를 지니도록 개발하여 합성 혹은 증대, 축소를 해서 만들어내 신품종을 식품화한 것으로 정의할 수 있다. 유전자조작이 벼나 감자, 옥수수, 콩 등의 농작물에 행해지면 유전자 변형 농작물이라 부르고, 이 농산물을 가공하면 유전자 재조합 식품이라고 한다.

유전자 조작 식품이 인체에 미칠 수 있는 영향은 확실하게 검증되지는 않았지만 지금까지 나타난 문제점을 나누어 보면 크게 알레르기 유발하거나, 독소를 발생하거나, 항생물질의 내성이 증가하여 우리의 신체에 영향을 미칠 것이라는 가능성이 제기되고 있다. 또한 도입된 유전자가 원래 그 종에는 없는 새로운 성분을 만들기 때문에 이 과정에서 생산되는 물질이 예상치 못한 독성을 나타낼 가능성도 있다.

실제로 1988년부터 89년에 걸쳐 미국에서 유전자조작 기술로 생산한 트립토판을 원료로 사용한 건강식품에 의해 다수의 사상자가 발생한 사건이 발생하였다. 트립토판은 필수 아미노산이므로 대량 섭취하는 것이 아니라면 그 자체로 인체에 유해한 것은 아니었다. 그러나 일본 쇼와(昭和) 전공의 유전자변형에 의해 개조한 세균을 미국에서 수입하여 그것을 트립토판을 만들어 추출, 정제하여 미국시장에 판매하였다. 문제는 유전자가 조작된 박테리아에 의해 발생된 물질이 건강식품에 불순물로 남으면서 문제가 된 것으로 추정된다. 이 사건으로 근육통, 호흡곤란, 기침, 발진, 사지부종 등의 다양한 증상이 일어났으며, 근육통 증후군(EMS)'이라는 것이 미국을 중심으로 약 6천여 명에게 발생하고, 적어도 38명이 사망했다. 피해자는 주로 여성에게 집중되었다.

이 사건은 유전자조작 물질에 의해 만들어진 식품이 예측하지 못한 대규모 피해를 일으켰다는 점에서 GMO 식품의 안전성 문제에 대해 시사하는 바가 크다. 또한 이 사건은 유전자조작 기술이 야기할 수 있는 재해를 처음으로 보여준 사례로, 이 기술이 아직 완성된 것이 아니며 예측불허의 사태를 일으킬 수 있다는 것을 실증한 것으로 평가할 수 있다. 그럼에도 불구하고 미국에서는 국가 전략의 하나로 유전자 변형식품의 개발과 보급을 권장한고 있다는 보고가 있다.

미국의 몬산토사와 이라이릴리(Eli-Lily)사는 소의 젖을 대량으로 생산하기 위하 "소의 생장호르몬 BST"라는 제품을 개발하여 미국의 목장에 사용하고 있으며, 전 세계로 공급을 확대하고 있는 실정이다. 그러나 "소의 생장호르몬 BST"에 대한 전문가를 비롯해서 소비자 단체의 반대운동 또한 만만치 않은데 그 이유는 소의 "생장호르몬 BST"가 사람의 인체에 들어가게 되면 호르몬 불균형을 조장하고, 우유 알레르기를 만들어 내며, 여성에게는 유방암의 원인 물질을 제공 한다는 것이다.

뿐만 아니라 수입미국농산물의 68%가 유전자변형조작 식품이고 한국은 1991년도에 912천톤을 들여온 이래 98년도에는 1.261천톤을 들여오고, 그리고 2.000년대에는 그 수량이 엄청나게 증가했음은 두 말할 나위가 없을 것이다.

우리나라에서는 외국에서 들어오는 확인되지 않은 유전자변형조작 식품으로부터 우리 밥상을 지키기 위해서 "생명안전 윤리모임"이라고 하여 경실련환경정의시민연대, 그린 훼밀리 운동연합, 기독교환경운동연대, 녹색연합, 녹색소비자연대, 소비자문제를 연구하는 시민모임, 참여연대 과학기술 민주화를 위한모임, 한국여성민우회, 환경운동연합, 한국건강연대 등의 소비자단체 들이 뜻을 가지고 활동하고 있다.

지금까지 사례들을 보면 일부의 유전자변형조작 식품의 심각성이 나타나기는 했지만 모든 유전자변형조작 식품에 대해서는 아직 유익함과 해로움이 정확히 검증되지는 않아 좋고 나쁨을 정확히 판별하기는 어렵다. 그러나 유전자변형조작 식품이 유익한 것이냐 해로운 것이냐를 따지기 이전에 인류가 그동안 한번도 먹어보지 않았던 식품 또는 인간이 먹어본 적 없는 미생물이나 세균의 유전자가 포함된 식품이라는 점에서, 수 천 년 동안 먹어옴으로써 검증되어 온 다른 식품들과는 달리 근본적인 위험성을 안고 있다고 할 수 있다.

그럼에도 불구하고 별다른 검증 없이 외국의 유전자변형조작 식품이 버젓이 우리 식탁에 오르고 있다. 그리고 국내에서는 제초제 저항성 벼·배추·고추·치커리·페튜니아·감자, 바이러스 내성 토마토·고추·감자, 역병저항성 고추 등과 같은 유전자변형조작 식품이 만들어 지고 있다.

나름대로 여러 시민단체에서는 "우리 밥상 지키기를 모색하고 있으나, 거대한 힘으로 밀고 들어오는 농산물 수입개방의 압력과 신상품 개발의 유혹을 지혜롭게 헤쳐 나갈 수 있을 지는 미지수다. 따라서 건강을 지키기 위해서 가장 시급한 것은 소비자들이 유전자변형조작 식

품인지 자연식품인지를 구별하여 자연식품을 구입하도록 하는 것이
좋은 방법이라 하겠다.

가공식품의 간편함이 건강을 좀 먹는다

요즘 마트에 가면 주부들의 일손을 덜어 주고 간편하게 먹을 수 있는 가공식품이 상당히 많은 부분을 차지하고 있는 것을 알 수 있다. 그만큼 수요가 있기 때문이다. 최근 식생활의 변화와 가공기술의 발전에 따라 가공식품의 소비가 급격히 증가하고 있다.

가공식품은 식품의 원료인 농산물·축산물 수산물의 특성을 살려 보다 맛있고 먹기 편한 것으로 변형시키는 동시에 저장성을 좋게 한 식품을 말한다. 한국인의 전체 식품소비량 중 가공식품이 차지하는 비율은 다른 나라와 비교하면 아직도 낮은 편이다. 그러나 국민소득의 향상과 함께 여가선용을 위한 레저 붐과, 시간을 절약하면서 간편한 조리를 원하는 주부의 의식 변화로 인해 가공식품의 소비는 갈수록 증가하고 있는 추세이다. 가공식품의 종류를 보면 다음과 같다.

조리방법에 따른 가공식품의 종류

구분	종류
통조림 ·병조림	과일류 ·채소류 ·육류 ·생선조개류 등
건조가공식품	오징어 ·박고지 ·호박고지 ·무말랭이 ·북어 ·김 ·미역 ·다시마 고사리 ·도라지 등
절임 가공식품	김치류 ·장아찌류 ·젓갈류
설탕절임 가공식품	잼 ·마멀레이드 등
훈연가공식품	햄 ·소시지 ·생선 조개 훈연제품
냉동가공식품	조리 또는 반조리 식품을 냉동한 것
발효식품	청주 ·맥주 ·약주 ·위스키 ·과실주 ·간장 ·된장 ·고추장 등
레토르트 가공식품	카레 ·스파게티소스 ·해시드 소스 등
냉동건조식품	커피 등
인스턴트식품	라면, 햄버거용 고기, 튀김용 새우 등

(출처 : 네이버 백과사전)

인스턴트 음식

인스턴트 음식은 가공음식 중에서도 간단하면서도 짧은 시간 안에 조리할 수 있으며, 이동성이나 보존성이 높은 식품을 모두 말한다. 인스턴트식품은 최근의 냉동·건조 기술의 발달에 의하여 품질을 손상하지 않고 복원이 가능하며, 장기보존에 견딜 수 있도록 개량된 식품들이다. 인스턴트식품의 가장 큰 장점은 일반적으로 무엇보다 간편함과 빠른 시간에 요리할 수 있다는 것이다.

현재 시중에 나와 있는 인스턴트식품은 최근 밥(햇반, 햅쌀밥, 흑미햇반), 국(미역국, 북어국, 우거지 사골국, 해장국), 국밥(쇠고기국밥, 미역국밥, 콩나물국

밥, 우거지 된장국밥) 등으로 종류가 다양해지고 있다. 이들 인스턴트식품은 1인용 혹은 2인용으로 포장돼 있으며 3분 안에 끝내주는 식품들이 많다.

인스턴트식품들은 우리 생활에 편리함을 주지만 인스턴트식품은 제조과정에 가공에 의해 섬유질과 대사 영양소인 비타민, 미네랄이 거의 제거되어 칼로리만 있고 영양은 없어 비만을 일으킨다는 지적을 받고 있다. 이와 함께 오랫동안 보존을 해야 하기 때문에 방부를 목적으로 하는 합성 보존료, 색깔과 향을 유지하기 위한 발색제와 향료, 맛을 내기 위한 화학 조미료 등 인체에 유해한 첨가물들이 많이 포함되어 있어 피부병 등을 발생한다는 것이다.

패스트푸드

가공 식품 중에서 패스트푸드는 주문하면 곧 먹을 수 있다는 뜻에서 나온 말로 햄버거·도넛·닭튀김과 같이 가게에서 간단한 조리를 거쳐 제공되는 음식을 말한다. 1960년대부터 보급되기 시작하였고, 한국에는 1970년대 들어와 간편하다는 장점과 젊은층의 양식화 경향에 따라 수요가 늘어나고 있다. 패스트푸드에는 지방과 소금, 당분 등의 함량이 높다. 따라서 이러한 식품은 칼로리만 많이 내고 다른 영양소는 적어서 정크푸드(junk food, 쓸모없는 식품)라고 불린다. 그러나 이러한 정크푸드는 먹기에 편리하고, 달콤하여 한번 맛을 들이면 좀처럼 헤어나기 힘들고, 계속 먹게 된다. 특히 아이들이 즐겨먹는 피자, 햄버거, 치킨 등은 단백질과 지방 함량이 높아서 비만의 원인이 되며, 고 칼로리보다 해로운 것은 튀김과정에서 음식 자체에 함유되는 트랜스지방산이 문제가 된다. 이러한 정크푸드를 많이 섭취하면 고혈압, 심장질환, 비만, 당뇨 등 각종 성인병의 원인이 된다.

가공식품의 100g당 열량을 보면 다음과 같다.

가공식품의 100g당 열량

식품명	열량(kcal)	식품명	열량(kcal)
푸레이크류	375	사골곰탕	25
쇠고기카레	85	미트볼	133
햄버그스테이크	120	3분카레	85
3분짜장	95	미역국(건조)	300
육개장(건조)	400	비빔면	373
매운콩라면	430	열라면	433
짜장파티	427	스낵면	425
후레쉬참치	155	야채참치	125
콤비네이션피자	250	햄버거	256
핫도그	280	프라이드치킨	1조각/70g 210kcal
콜라	1컵 135l	치킨버거	1개 334

가공 식품은 말 그대로 빠르고 편리하게 요리를 도와주기 때문에 우리의 주변에서 사라지기보다는 더욱 많은 식품이 나올 것이다. 따라서 전혀 사용하지 않은 것이 어려울 뿐만 아니라 건강에 특별히 신경이 쓰인다면 다음과 같이 안전하게 먹는 방법을 알아두는 것이 좋다.

1) 유효기간을 확인해야 한다

가공식품을 구매할 때 꼭 주의해야 할 것은 유효기간을 확인하여야 한다. 유효기간이 지난 것은 방부제가 들어 있어 상하지 않는 경우도 있지만 형질이 변경되기 쉽다.

2) 포장지에 구멍이 없어야 한다

외형상 제품이 부풀어 오른 것이나 포장지에 바늘구멍(pin hole현상)이 발생한 것은 구매해서는 안된다. 제품이 부풀어 오르거나 바늘구멍이 있는 것은 내용물이 누설되거나 부패, 변질된 것일 수 있기 때문이다. 따라서 제품의 취급시나 구매시에는 포장에 바늘구멍이 있는지 확인해야 한다. 바늘구멍 확인은 보통 물통 속에 넣어 눌러보면 공기방울이나 내용물의 분출 유무를 보고 쉽게 확인할 수 있다.

3) 성분표시를 확인한다

인스턴트식품을 구매할 때는 겉 포장지에 있는 성분표시를 확인하여 식품에 들어 있는 가공 설탕, 소금, 첨가물의 양이나 종류를 확인하여 이들의 양이 많이 들어 있거나 확인되지 않은 첨가물이 들어 있는 가공식품은 구매하지 않는 것이 좋다.

4) 안전한 포장용기를 선택한다

포장용기가 해롭지 않거나 버리고 조리할 수 있는 것을 선택해야 한다. 포장용기의 화학물질들 중 잔류하고, 식품과 접촉하게 되면 인체에 영향을 미치기 때문이다. 실제로 플라스틱 용기에 열을 가했을 때 인체에 유해한 성분이 녹아나오게 된다. 따라서 컵라면 등과 같이 뜨거운 열을 가해야 하는 용기는 화학 물질이 나와 그것을 먹게 되면 인체에 축적되게 된다. 물론 용출량이 인체에 해롭지 않은 법적 허용치를 넘지는 않지만 반복 사용하며 축적될 경우에는 인체에 유해하다는 것이다. 따라서 인스턴트식품을 안전하게 먹으려면 포장용기에서 내용물을 꺼내어 안전한 도기나 자기 제품을 이용해 조리하는 것이 좋다.

Chapter 4

고소한 유혹 트랜스 지방

요즘 트랜스 지방이 문제다. 건강에 해롭다는 동물성 기름을 피하기 위해 동물성 버터 대신 식물성 마가린을 찾는 사람이 많았다. 그러나 최근 '식물성 기름은 유해하지 않다'는 종래의 학설이 부분적으로 깨지고 있다. 트랜스 지방 때문이다. 트랜스 지방이 들어간 모든 음식을 판매할 수 없도록 법안을 만들어 가는 것을 보면 문제가 많기는 많다. 그럼 트랜스 지방이란 무엇일까? 트랜스 지방은 식물성 지방이다. '그런데 식물성 지방이 왜 몸에 나쁜 거지?'라는 의문이 들 수 있다.

그렇다면 우선 지방에 대해서 정확히 알아야 한다. 지방은 우리의 내장기관을 보호하며, 체내에서 농축된 에너지를 공급해 주는 공급원이고, 머리를 맑게 해주는 기능을 하므로 우리가 생존하기 위해서 꼭 필요한 물질이다.

원래 지방은 상온에서 고체 형태를 이루는 기름을 말하며 액체 상태인 기름과는 구별하지만, 본질적인 차이는 없다. 지방에는 소, 돼지 기름 및 버터와 같은 동물성 지방과 마가린, 쇼트닝, 마요네즈와 같은 식물성 지방으로 나누어진다. 동물성 지방은 포화지방으로 나쁜 콜레스테롤도 많고 우리 몸에 쌓여서 비만과 동맥 경화, 고지혈증 등을 일으키나, 식물성 지방은 불포화 지방으로 몸에 쌓이지 않고 우리 몸에 이롭다. 마찬가지로 생선 기름은 동물성 기름이지만 식물성처럼 몸에 좋다.

그럼 트랜스 지방은 왜 만들어 지는가? 액체상태의 식물성 유지는 유통기간이 짧고 저장과 운반에 문제가 많다. 따라서 식물성 기름을 이동하기 편리하고, 보관이 쉽고, 좀 더 맛있게 만들기 위해 수소를 첨가해 식물성 기름을 고체화하는 과정에서 생기는 지방을 트랜스지방이라 한다.

결국 식물성 기름의 고체화는 식물성 기름을 버터처럼 맛있게 만들어보고자 노력하는 과정에서 발견된 것인데 수많은 연구와 실험의 결과, 식물성 기름이 버터처럼 고소한 풍미를 내기는 했지만 그것이 건강에는 치명적이니 이것은 마치 식물성 기름의 성형부작용이라고 말할 수도 있겠다. 바삭바삭한 튀김이나 과자가 맛있어 보이지만, 여기에는 바로 우리의 생명을 단축하는 트랜스 지방이 많이 들어 있음을 알아야 한다.

우리가 사용하고 있는 고체 기름은 버터, 마가린, 쇼트닝이 있으며 그 특징을 보면 다음과 같다.

• 버터

버터는 칼로리가 높으며 소화흡수율이 아주 좋기 때문에(98%) 유아의 발육, 병약자의 영양보급에 알맞다. 버터는 요리에 사용하면 향기가 좋아져서, 각종 음식물을 조리할 때도 버터가 들어가면 더욱 맛이 난다. 또한 버터는 향미가 우수하여 제과 제빵에 많이 사용하는데 풍미가 가장 뛰어나고 크림화 되는 성질이 좋아 자주 사용한다. 그러나 잘 풀어지지 않아 반죽이 어렵고 가격이 비싸다는 단점이 있다. 그리고 버터는 100g당 열량은 721 kcal나 트랜스지방 부담은 줄어들지만, 콜레스테롤이 증가할 위험이 있다.

버터 단가가 마가린이나 쇼트닝보다 비싸서 원가부담이 생겨 비교적 가격이 싼 마가린이나 쇼트닝 대신 버터를 사용하는 곳이 많다.

• 마가린

마가린은 식물성, 동물성 또는 혼합한 것으로 만든 것이다. 녹는 온도가 낮아 재료와 잘 섞이므로 작업하기가 버터보다는 훨씬 수월하며, 영양면에서도 버터와 흡사해 많이 사용하고 저렴하다는 장점이 있다.

• 쇼트닝

원래 쇼트닝은 미국에서는 라드(돼지기름) 대용으로 발명한 것으로서 식빵이나 페이스트리에 많이 사용하고 있다. 쇼트닝은 무염, 무취의 식물성 유지로 바삭 한 맛을 더해주지만 그 외 다른 맛은 없다. 마가린이 80%가 지방인 반면 쇼트닝은 거의 100%가 지방이다.

문제는 트랜스지방은 자연계에서는 존재하기 않기 때문에 체내에 들어가게 되면 소화가 되어야 하는데 트랜스 지방산의 98%를 분해하지 못하고 체내에 축적이 된다는 것이다. 결국 트랜스지방은 체내에서 분해되지 못하고 체지방으로 축적되므로 비만과 고지혈증을 유발하게 된다. 나아가 혈액의 콜레스테롤 함량을 높여 동맥경화나 심장질환 등을 일으키는 요인이 된다. 또한 트랜스 지방 섭취를 2% 만 늘려도, 심장병 발생 위험이 25% 증가되고 , 유방암 발생률을 3.5 배나 높인다는 연구도 있다. 이외에도 트렌스 지방으로 인한 비만은 물론 당뇨병, 대장암, 유방암의 발병 확률도 증가시키게 된다.

2006년 우리나라 식품의약품안전청(KFDA) 조사결과 식품 100g 당 함유량을 발표한 내용을 보면 다음과 같다.

식품 100g 당 함유량

식품	함유량	식품	함유량
쇼트닝과 마가린	14.4g	전자레인지 팝콘	11.9g
도우넛	4.7g	초콜릿 가공품	3.2g
감자튀김	2.9g	비스킷류	2.8g
케익류	2.5g	후라이드 치킨	0.9g
식용유	1.0g	닭튀김	0.9g
피자	0.4g	햄버거	0.4g

(출처 :식품의약품안전청(KFDA) 조사결과)

트랜스지방의 유해성이 밝혀지면서 세계 각국은 앞 다투어 트랜스지방이 함유된 식품을 규제하기 시작했다. 덴마크는 2004년부터 가공식품에 함유된 지방 중 트랜스지방 함량이 2% 이상인 경우 판매를 금지하고 있다. 세계보건기구(WHO)도 하루 섭취열량 중 트랜스지방에서 기인되는 열량이 1%를 넘지 않도록 권고(2000kcal 기준 트랜스지방 약 2.2g에 해당)하고 있다. 우리나라도 2007년 12월부터 빵 캔디 초콜릿 등의 과자류나 면류, 레토르트식품, 음료류 등의 식품에 들어 있는 트랜스지방 및 콜레스테롤 함량을 반드시 표시하도록 의무화 된다.

그러나 식품업계의 트랜스지방 제로 선언과 식약청의 의무표시제만으로 소비자들이 안심하기엔 사각지대가 너무 많다. 공장에서 생산되는 식품에는 트랜스지방 함량 표시가 의무화 되지만 패스트푸드점 제과점 백화점 지하매장 등의 조리식품은 의무화되지 않는다. 트랜스지방은 고온 고압의 조리 과정에서도 생성되므로, 패스트푸드 업체가 트랜스 지방이 없는 기름을 사용하더라도 조리 과정에서 생겨날 수도 있다.

※ 트랜스 지방을 줄이는 방법

트랜스 지방이 다량 함유되어 있는 음식을 숙지하여 많이 먹지 않는 것이 최선이다. 마가린, 쇼트닝, 마요네즈 등의 식재료는 물론 이런 재료들을 이용해 만든 팝콘, 크루아상, 도넛, 피자, 과자, 쿠키, 감자튀김, 햄버거, 초콜릿 가공품 등도 트랜스지방 덩어리가 많기 때문에 되도록 자제하는 것이 좋다.

●가정에서 음식을 만들면서도 트랜스 지방의 발생을 줄일 수 있다. 조리 시에는 마가린이나 쇼트닝 대신 올리브오일이나 포도씨 오일을 사용하는 것이 좋다. 특히 올리브오일에는 식물성 기름 중 유일하게 항산화제인 베타카로틴이 함유되어 있어서 노화 예방과 면역력 증가에 도움을 준다. 마가린을 꼭 사용해야 하는 경우에도 찻숟가락 1개 이상을 넘지 않도록 한다.

●올리브유, 콩기름 등 식물성 기름이라도 상온에 뚜껑을 열어두었거나 햇빛이 많은 곳에 두면 트랜스 지방으로 변질될 수 있으니 주의해야 한다.

●튀김기름을 몇 번씩 사용하면 트랜스 지방이 과다하게 발생하므로 한 번 사용한 기름은 아깝더라도 버리는 것이 좋다.

●생선이나 고기, 감자 등을 먹을 때는 되도록 기름에 튀기거나 기름을 두른 팬에 굽기보다는, 기름이 전혀 필요없는 오븐이나 그릴에 굽는 조리법을 선택하도록 한다.

●과자 중에서도 팜유 등 식물성 기름으로 튀기는 스낵류는 괜찮다. 그러나 고체 기름이 들어가는 비스킷, 초콜릿, 쿠키, 케이크는 좋지 않다. 과자류에 고체 기름을 쓰면 모양을 예쁘게 만들고 기름진 맛을 낼 수 있게 하기 위해 대부분 업체들이 고체 기름을 사용하게 된다.

●전자레인지에서 조리하는 즉석 팝콘은 고체 기름으로 일단 튀긴 것이어서 좋지 않다. 트랜스 지방이 적은 팝콘을 먹고 싶다면 식물성 기름으로 튀겨 먹는 것이 좋다.

●닭튀김은 예전에는 쇼트닝으로 해서 트랜스 지방이 많은 음식으

로 대표적이었지만 점점 액체기름으로 바꾸어 가면서 트랜스지방 안전지대로 바뀌고 있다. 식품의약품안전청이 시중에 파는 닭튀김을 수거해 분석한 결과 과거 고체 기름을 이용하던 업체가 대부분 액체 기름으로 바꾼 것으로 확인됐기 때문이다.

참새는 백미는 먹지 않고 현미만 먹는다

서양은 밀가루와 고기가 주식이라면 쌀은 우리의 주식이다. 한국인의 밥상에 매일 오르고 있는 새하얀 쌀밥은 예전의 쌀과 비교되지 않을 정도로 부드럽고 윤기가 흐른다. 쌀의 구조를 보면 크게 쌀눈과 외강층, 쌀겨, 백미로 구성되어 있다. 현미는 벼의 왕겨만 한 번 벗긴 쌀을 현미라 하며 백미는 열 번 이상 벗긴 쌀로 정미소에서 일괄적으로 도정을 한다. 이때, 쌀의 영양분이 모두 사라지고 정작 백미에는 5%정도의 영양분만이 남아 있다. 나머지는 쌀겨와 쌀눈으로 95%의 영양분이 포함되어 있으나 이는 모두 버려지고 있는 실정이다. 그래서 그런지 참새는 백미는 먹지 않고 현미만 먹는다.

영양 분포를 보면 쌀눈과 쌀겨층에는 비타민과 미네랄이 풍부한데 이는 탄수화물을 소화시키는데 도움을 주는 효소역할을 한다. 백미는 주로 탄수화물로 구성되어 있으며 쌀의 전체 영양분 중에서 5%(지방, 단백질, 탄수화물)밖에 되지 못한다. 백미는 쌀이 배아하여 자랄 때 영양공급 역할을 담당한다.

우리가 흔히 먹는 보통의 밥은 배아와 쌀겨층이 제거된 백미로 지은 것이다. 백미로만 식사를 하게 되면 섬유질이 부족으로, 소장벽에서의 흡수가 급속히 진행되어 그만큼 쌀이 찌기가 쉽고 당뇨나 성인병에 걸릴 확률이 높아진다. 섬유질은 그 자체가 영양분은 아니나 영양분의 흡수를 조절하고 변의 배설을 돕는 역할을 담당한다. 또한 백미는 소화효소가 부족하여 제대로 탄수화물을 소화시킬 수도 없게 된다. 결국 백미만 먹게 되면 식원병의 근원이 되기 쉽다.

백미로 인한 식원병을 줄이려면 백미로 인한 식사를 줄이고 현미를 많이 섭취하는 것이 좋다. 또한 백미 대신 밀, 보리, 감자, 옥수수 등으로 만든 음식을 먹는 것도 좋은 방법이다. 현미는 지금까지 소화가 잘 안되고 씹을 때 딱딱하고 텁텁하며 취사시 시간이 많이 걸리는 등의 단점이 있어 외면되어왔다.

현미 속에는 "옥타코사놀"이라는 성분이 있는데 이 "옥타코사놀"은 나쁜 콜레스테롤(LDL)을 25% 감소시키고 좋은 콜레스테롤(HDL)을 20% 상승시키는 작용을 하며, 사람이 운동 할 때 힘을 주는 "글리코겐"의 축적량이 약 30% 증가되는 것으로 연구 결과가 나왔다. 또한 "옥타코사놀"은 수천㎞를 이동하는 철새의 에너지원으로 밝혀져 주목받기도 하였다. 또한 현미는 백미에 비해 비타민E는 4배나 많고 칼슘은 8배, 그 외에도 비타민 B와 인, 철분 등이 많이 들어 있다. 그 이외에도 현미에는 늘어놓기 어려울 정도로 많은 영양분이 많다.

그러나 꼭 이러한 성분은 아니더라도 오늘날 온갖 공해와 스트레스 속에서 질병에 거의 무방비 상태로 놓여 지기 쉬운 현대인들에게는 몸의 자연치유력을 회복하고 강화해 주는 것이 좋다. 몸의 자연치유력을 회복하고 강화해 주는 방법은 죽어 있는 음식보다는 살아 있는 음식을 먹는 것이다.

결국 백미가 죽어 있는 음식이라면 현미, 통밀, 통보리, 콩, 기타 잡곡류와 같이 씨눈이 살아 있는 음식의 섭취가 절대적으로 필요하다는 것이다. 따라서 백미로 지은 밥만 먹는 것보다는 현미로 지은 밥이 좋으며, 보리밥이나 잡곡밥을 먹어야 한다. 보리밥이나 잡곡밥은 쌀밥보다 섬유소가 많아 당의 흡수를 지연시키고 공복감을 덜어 주는 역할을 하여 쌀밥을 먹는 것보다 혈당을 조절하는 데 더 도움이 된다. 그러나 보리밥, 잡곡밥이라고 해서 많이 먹어서는 안되며 쌀밥과 동일한 양으로 먹는 것이 좋다.

Chapter
6

세계에서 반찬 가지 수가 제일 많은 나라

우리나라 만큼 반찬이 많은 나라도 없다. 우리나라는 밥과 국을 제외한 나머지는 전부 반찬이라고 해도 과언이 아니다. 이웃 일본의 음식문화를 보면 반찬이라고 한다면 기껏해야 단무지 몇 개 밖에 없다. 중국의 음식문화를 보아도 춘장에 기껏해야 장아찌와 양파가 기껏이다. 양식의 경우에도 대부분 요리지 반찬은 거의 없다.

그렇다면 반찬과 요리의 차이는 무엇일까? 요리는 음식 자체만을 가지고 맨입으로 먹을 수 있는 것을 말하며, 반찬은 음식 자체만으로는 너무 짜서 다른 요리와 같이 먹어야 하는 것을 말한다.

문제는 밑반찬은 너무 짜기 때문에 위암의 원인이 된다는 것이다. 우리는 반찬이 없으면 밥을 못 먹을 정도로 반찬에 의존하고 있다. 이러한 식습관이 우리를 병들게 하고 있다. 따라서 식사를 할 때 되도록 반찬의 가지 수를 줄여야 하며, 반찬을 먹지 않는 것이 가장 위장병이나 위암에 걸리지 않는 가장 좋은 방법이다.

혹자는 "몇십년을 반찬과 함께 밥을 먹었는데 어떻게 반찬을 줄이느냐?"고 항변할 것이다. 습관적이기 때문에 반찬을 줄이는데 어려움이 많다면 노르웨이의 예를 들고 싶다. 노르웨이는 현재 세계 최장수국의 하나지만 불과 얼마 전까기만 해도 위암에 의한 사망률이 높아서 평균수명이 형편없었던 나라이다. 그런데 그렇다면 어떻게 위암 발생률을 줄이고 현재의 장수국가가 된 것일까?

노르웨이는, 과거에도 그렇지만 현재 세계적인 해산물 생산 국가이며 그에 따라 사람들이 해산물을 즐겨 먹고 있다. 과거에는 냉동이 여의치 않았기 때문에 먼 바다에서 잡은 생선을 오래 보관하기 위해서는 해산물을 소금에 절여 염장어로 만들어 먹었다. 문제는 사람들이 조기에 사망하는 비율이 높아진 것이다. 그러나 점차 전기냉동업이 발달되면서 해산물을 냉동할 수 있어서 장기 보관이 가능해 지게 되었다. 따라서 염장어의 소비량이 줄어들게 되었는데 이에 따라 사람들의 평균수명도 높아졌다는 것이다. 결국 소금을 많이 섭취할수록 수명은 반비례한다는 사실을 알게 되었다. 또한 소금 섭취량이 적을수록 고혈압과 동맥경화증 예방에 좋다는 것은 이젠 누구나 다 아는 상식이 되었다.

그런데 문제는 우리나라도 노르웨이 못지 않게 소금의 섭취량이 너무 많다는 것이다. 실제로 우리나라 사람의 소금의 하루 평균 섭취량이 우리는 30g이고, 일본은 20g으로 10g이나 많은 실정이다. 그렇다면 왜 우리나라의 소금 섭취량은 그렇게 많은가? 우리의 입맛이 짠 음식을 좋아하기 때문이라기보다도 우리나라에서는 국물이 많은 탕류 음식이 많고, 김치, 깍두기 등의 짜고 매운 반찬들을 너무 많이 먹기 때문이다. 따라서 밥 문화에서 이어온 짜고 맵고 자극적인 김치, 된장, 장아찌 등 반찬들은 지금보다 훨씬 싱겁게 만들어 먹어야 한다. 더욱 좋은 방법은 짜고 매운 반찬을 되도록 적게 먹고 한가지 음식으로 반찬을 적게 곁들여 먹는 식사 습관을 들여야 한다.

오히려 소화를 힘들게 하는 국물

한국인의 식탁에 거의 빠지지 않고 오르는 것은 국과 찌개이다. 간단한 반찬 차림일 때는 국이나 찌개요리 중에서 1가지만을 놓는 경우가 있어도 국과 찌개가 모두 생략되는 경우는 거의 없다. 상고시대에는 국과 찌개가 갱(羹)이라는 하나의 이름으로 불렸다가 차차 음식이 다양하게 개발되면서 국과 찌개로 분화된 것으로 추정된다.

밥이 주식인 우리 밥상에서 국물 요리인 국, 찌개, 탕은 중요한 자리를 차지한다. 밥과 잘 어우러져 씹고 삼키기 쉽게 하므로 다른 반찬은 없어도 국이나 찌개는 꼭 상에 올라야 식사를 할 수 있다는 이들도 많다.

특히 소화 기능이 제대로 완성되지 못한 유아나 소화기능이 정상적이지 못한 환자들에게는 미음이나 죽을 먹이거나, 밥을 국물에 말아서 먹이는 이유가 속을 편하게 하고 소화에 도움이 되기 때문이라고 생각한다.

　　미음과 죽의 차이를 보면 공통점으로는 쌀로 만든다는 것은 같지만 미음은 쌀을 갈아 끓여서 채에 걸러 낸 물과 같은 음식이고, 죽은 쌀에 여러 가지 식자재를 넣고 푹 끓여 채에 거르지 않고 그냥 내온 음식이다. 따라서 미음은 곡식을 잘게 부수어 죽보다 묽게 만든 것이므로 술술 잘 넘어 갈 뿐만 아니라 소화도 잘된다. 그래서 유아와 위수술 환자에게는 처음에는 미음으로 시작하여 죽으로 바꾸고 마지막으로 국물에 밥을 말아 먹이게 된다.

　　그러나 미음이나 죽 위주로만 식사를 계속하게 되면 오히려 씹는 운동이 줄어들게 되어 치아건강에도 좋지 않으며 식사 시간이 짧아지면서 과식의 원인이 될 수 있다. 또한 국이나 물에 밥을 말아 먹게 되면 술술 잘 넘어 가다 보니 밥알을 씹지 않고 통째로 먹게 된다. 정상적인 식사량보다 섭취하는 음식의 양이 많아지므로 위가 확장되며, 비만의 원인이 될 수도 있다. 뿐만 아니라 당장 밥을 목으로 넘기기는 쉬울지 몰라도 결국 소화를 방해하는 요인으로 작용한다.

　　음식물이 입안에 들어오면 입안에서 침과 음식물이 잘 섞이게 하고 음식물을 잘게 부수도록 하는 치아의 저작 작용과 침 속에는 소화 효소인 아밀라아제가 밥을 녹말을 엿당으로 분해하는 작용이 있는데 물이나 국에 밥을 말아먹으면 음식물이 빠르게 식도로 넘어가서 씹는 작용이 생략돼 소화에 장애를 주게 된다는 것이다. 또한 위 속에 있는 소화액이 물에 희석돼 위에서의 소화능력도 방해받게 되어 소화불량이 생길 수 있다.

　　더 큰 문제는 국의 진하고 얼큰한 맛을 내기 위해서는 다량의 염분과 지방을 넣어야 한다. 국에 들어 있는 다량의 염분과 지방은 마시게 되므로 인해서 보다 많이 섭취하게 되고 결국은 열량을 높이는 효과를 가져오고 고혈압, 비만, 당뇨 등 각종 성인병의 원인이 되고 있다.

따라서 치아를 건강하게 하고 소화를 잘하게 하고, 성인병을 줄이기 위해서는 우리의 식탁에서 국물류를 줄여야 한다는 것을 알 수 있다. 우리나라에서 가장 많이 팔리는 약이 소화제이며 병원을 찾는 환자의 60%가 위장병 환자라는 사실을 생각해볼 필요가 있다.

만드는데 1시간 걸리고 먹는데
5분 걸리는 한국요리

우리나라의 조리법은 세계적으로도 복잡하기 그지없다. 서양의 요리가 구이나 찜이 많고, 중국은 기름에 볶거나 튀기고 걸쭉한 국물이 특징이다. 반면에 일본은 생으로 먹거나 살짝 데치는 요리 문화가 특징이다. 그러나 한국은 끓이고, 볶고, 삶는 것에서부터 굽고, 조리고, 찌고, 조림국물에 녹말을 풀어 넣어 국물이 엉기게도 하는 초(炒) 요리도 있고, 고기, 생선, 채소 등을 다지거나 얇게 저며서 소금, 후추로 간을 하고 밀가루 달걀을 입혀서 양면을 기름에 지지기도 하고, 채소를 데쳐서 양념에 무치기도 하고, 날 것으로 먹기도 하고, 살짝 익히기도 하고, 여러 가지 재료를 썰어서 갖은 양념을 한 다음 꼬챙이에 꿰어서 구운 적도 있고, 삭혀 먹기도 하고, 발효 시켜먹기도 한다. 이외에도 엄청 많은 조리 방법을 가지고 있다.

외국 요리에 비해 잘게 썰고, 삶기·전부치기 등 가열조리법이 많으며, 양념으로는 간장·파·설탕·마늘·깨소금·참기름·후춧가루를 고루 이용한다. 그리고 식품 자체의 맛보다는 그 재료를 여러 가지 양념으로 조미하여 어우러진 복합적인 맛을 선호한다. 그리고 중요한 것은 외국요리는 한꺼번에 쉽게 만들기 때문에 시간이 적게 드는 데 비해, 한국요리는 따로 공을 들여서 만들기 때문에 시간이 오래 걸린다는 것이다.

원래는 우리도 조선시대 까지만 해도 주식과 부식의 분리가 없었는데 조선시대부터 상차림에서는 주식과 부식이 분리되기 시작하였다. 그러면서 맛과 영양면에서 균형있는 식사를 위해 다양한 재료와 요리법이 고안되기 시작하여 반찬은 더욱 발전하게 되었다. 반찬은 채소·육류·어패류 등의 재료로 각 요리법을 달리하여 국·찌개·구이·찜·전·전골·조림·볶음·나물·생채·편육·젓갈·포·김치 등을 만든다. 이처럼 다른 나라에서는 만들지 않는 반찬을 만들어 먹기 때문에 시간이 더욱 많이 걸리게 되었다.

밥을 주식으로 하는 상차림의 종류

종류 / 밥	기본 음식					반찬 종류						
	밥	탕(국)	김치	장류	조치류	숙채	생채	구이	조림	전	마른찬,젓갈	회
3첩	1	1	1	(간장)		1	1	1				
5첩	1	1	1	간장 초간장	찌개	1	1	1		1	1	
7첩	1	1	1	간장 초간장		1	1	1	1	1	1	1
9첩	1	1	1	초간장	찌개1	1	2	2	1	1	1	1
12첩	1	1	1	초고추장	찜1	2	2	2	1	전 편육	1	2

영양면에서 균형있는 식사를 위해 나온 것이 3첩에서 12첩에 이르는 상차림이다. 첩이란 뚜껑 있는 반찬그릇을 의미한다. 첩수는 밥·국·김치·장·찌개를 제외한 반찬의 수에 따라 부르는 명칭이다. 일반 서민의 상차림은 보통 3첩이었고 사대부는 7, 9첩이었으며 임금의 수라상은 12첩이었다.

문제는 이처럼 한끼 식사를 위해서 만들어야 하는 반찬의 가지 수가 많을뿐더러 음식을 만드는 시간이 너무 많이 소모된다는 것이다. 따라서 이를 줄이는 방법은 결국 반찬을 적게 만들고 조리방법을 단순화해야 한다는 것이다.

2) 알고
먹으면
보약

모르고
먹으면
독약

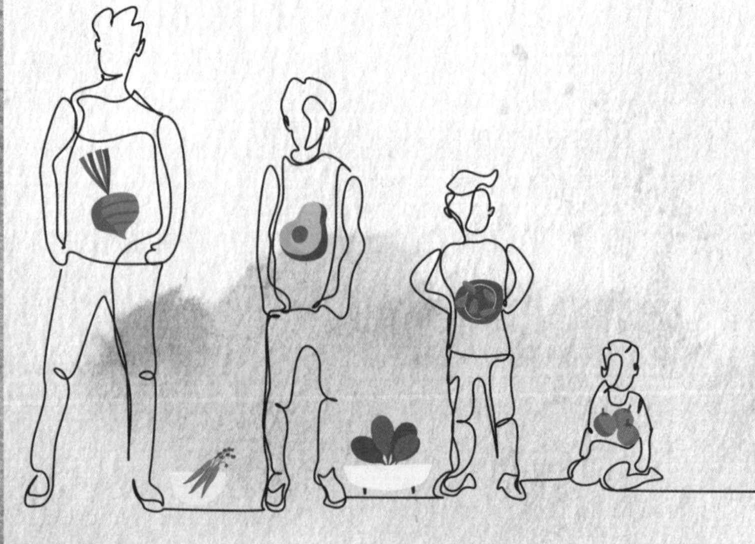

강장식품에 대한 과신이 건강을 망친다

동서양을 막론하고 강장식품에 대한 관심은 높지만 한국만큼 세계최고의 관심사를 가지고 있는 곳은 없다. 서구에서는 녹용, 웅담을 거저줘도 안 먹는데, 세계 녹용 생산량의 80%를 우리나라에서 수입하고 있는 것만 보아도 알 수 있다.

한국인이 즐겨 찾는 강장식의 종류로는 개고기, 장어, 지렁이, 뱀, 미꾸라지, 두더지, 굴, 잉어, 가물치, 녹용, 전복, 지네, 두꺼비, 개구리, 오골계, 흑염소, 곰발바닥, 해구신 등 매우 많은 것이 강장식품으로 활용된다. 강장식품에는 주변에서 쉽게 구해 먹을 수 있는 것도 많지만 특이한 동물이나 혐오 식품도 들어 있다.

그러나 이러한 강장식품들은 오늘날의 영양학적인 관점에서 볼 때 모두 인체에 이로운 것이냐는 한번 고민해 볼 필요가 있다. 강장식이라고 알려진 것은 민간요법에 의하여 알려져 당연히 좋을 것이라고 막연하게 생각하기 때문이다. 그러나 민간요법에서 강장식품이라고 하는 것이 반드시 영양가가 높은 것은 아니다. 때로는 사람 특유의 체질에 의해 조리방법에 따라 질병을 가져오는 원인이 되는 수도 있다.

많은 의학자들이 강장식품에 대하여 과학적으로 평가하고 검토하는 연구가 많이 이루어지고 있으나, 영양학적으로 일부가 밝혀졌을 뿐이지 아직도 완전한 과학적 근거가 마련되지 못한 채 관습적 또는 신앙적으로 사용되는 것도 적지 않다.

한국 사람들이 강장식품으로 가장 많이 먹는 보신탕이라고 하여 굉장히 몸을 보하는 음식으로 믿고 있는 사람이 적지 않다. 그렇다면 과연 개고기, 뱀탕, 장어가 쇠고기나 다른 고기들보다 월등하게 좋은 영양 효과가 있는 것일까? 또 이러한 강정식품이 정력제로 좋다고 하는데 과연 그럴까?

강장식품을 분석해보면 영양분 중에서 단백질이 유난히 많다거나 지방분이 포화지방산으로 되어 있다든가 하는, 특이한 성분이 들어 있어 효과를 나타낸다는 식으로 알려져 있다. 그러나 이러한 사실이 강정식품이 다른 식재료 비하여 값비싼 만큼의 특별한 효과가 있다고는 장담할 수 있는 근거는 아직 없다.

남자들이 좋아하는 강정식품들을 보면 보편적으로 단백질이 많은 것을 들 수 있다. 지금까지 밝혀진 바에 의하면 이들 대부분은 단백질성 식품으로써 단백질이 부족하면 성호르몬의 분비 역시 감소되어 스트레스와 섹스에 약해지는 것은 당연하다고 보겠다.

단백질은 영어의 어원은 그리스어로 제일이라는 뜻인 proteios에서 유래한 만큼 단백질은 생명현상에서 제일 중요한 물질이라 할 수 있다. 우리들이 먹는 고기, 우유 그리고 콩과 같은 곡물에 함유되어 있는 단백질은 우리 몸의 근육, 피부, 뼈 그리고 신체의 다른 구조물의 구성 원료로 사용된다. 신체의 모든 생화학 반응을 조절하는 물질인 효소와 호르몬 역시 단백질로 구성되어 있다. 단백질은 그 기본단위인 아미노 산이라는 물질들이 여러 개 일렬로 연결되어 복잡하게 구부러지거나 엉킨 형태를 이룬 커다란 복합체로, 세포질의 주요성분으로써 인체의 구조적 기본을 형성한다. 그리고 신체의 유지와 발육에 중요한 성분으로 작용한다.

그렇다면 음식물 중에서 단백질이 가장 많은 것은 무엇일까? 그것은 오히려 강장식품이 아니라 달걀이다. 실제로 달걀의 단백가는 완전 수인 100이다. 이는 돼지고기의 단백가가 86이고 쇠고기는 83, 우유 78, 생선 70임을 감안할 때 가장 이상적인 단백질이라는 뜻이다. 특히 달걀은 생명을 잉태시키는 데 필요한 모든 영양소가 들어 있기 때문에 단백질에 관한한 완전식품이라고 부를 수 있다. 따라서 다른 강정식품 들만 먹었을 때는 단백질은 과다하지만 다른 영양소가 부족해서 영양실조에 걸릴 수 있지만 달걀은 모든 영양소를 가지고 있는 완벽한 식품이기 때문에 달걀만 먹고도 살 수 있다.

뿐만 아니라 인삼 같은 식물이 좋은 약이라고 하나 그 약으로 치료되는 병이 무엇인지에 대해서는 구체적인 사례는 없다. 인삼에는 사포닌이 있고 고혈압. 당뇨병에 효력이 있다는 말이 있지만 실제로 사포닌이 가장 많이 들어있는 식물은 콩이다. 날콩을 먹으면 콜레스테롤이 줄 뿐만 아니라, 당뇨병 등 모든 병에 효력이 좋다. 또한 콩은 주식으로서 콩만 먹어도 건강을 유지할 수 있지만 인삼만을 먹고는 건강을 유지할 수도 없고 살아갈 수도 없다.

이처럼 우리가 강정식품이라고 생각한 것들은 정확한 검증이 안되어 있음에도 불구하고 과신을 하고 있다. 결국 강장식품은 생각만큼 커다란 효능도 없으며, 너무 과신하게 되면 오히려 자신의 건강을 잃을 수 있다는 것을 잊어서는 안된다.

Chapter 2

음식은 도전 대상이 아니다

음식재료 중에서 흔하고 평범한 것들은 오랜 생명력을 가지고 오랜 역사를 가지고 애용되고 있다. 그러나 특이한 음식재료들은 반짝했다가 사라지는 경우가 많다. 예를 들면 햇빛, 공기, 물, 흙, 식물, 미생물, 곤충 등이 가장 흔하고 평범한 것들은 생명을 지탱해 주는 가치있고 귀중하고 신비한 것들이다. 마늘이나 쑥은 기원전의 단군신화에서부터 등장하여 현재까지도 그 효능이나 가치를 인정받고 있다.

반면에 갑자기 나타나 반짝 몸에 좋다고 하면 한번 떠들썩하다 금방 잊혀지고 말거나 건강에 치명적인 경우도 많다. 그럼에도 불구하고 사람들은 몸에 좋은 새로운 음식이 나왔다고 하면 건강에 좋은지 나쁜지에 대한 검증도 하지 않고 도전하는 경우가 많다. 몸에 좋다는 음식이라면 뱀, 개구리, 지네, 곰 등 아끼지 않고 먹는 한국인의 보신행각은 이미 세계적으로도 유명하다. 문제는 보신 음식을 먹으면 정력이 세질 거라고 생각하는 것은 과학적 근거가 전혀 없다. 심지어 뱀이나 개구리, 지네에게서 자주 발견되는 기생충인 고충은 눈, 뇌, 심장, 척수 등 사람의 신체조직을 뚫고 들어가 장천공, 복막염, 척수신경 마비 등을 일으키는 등 무서운 기생충이기도 하다. 또한 다른 특수한 것일수록 불결하게 유통되다 보니 몸에 어떤 결과를 줄지 아무도 모른다는 것이다.

우리 옛말에 "물을 갈아 마시면 배탈이 난다"라는 말이 있다. 이 말의 뜻은 여행을 가서 먹던 물을 먹지 않고 그 지역의 물을 바꾸어서 먹게 되면 배탈이 난다는 것을 의미한다. 물 속에는 미량의 중금속, 미생물, 세균도 들어 있고 철분, 미네랄도 들어 있다. 그렇지만 오랫동안 물을 마셔 온 사람의 몸은 어느 정도 면역력이 생겨서 웬만한 것은 다 받아들이고 걸러낼 수 있다. 그러나 물을 바꾸어 먹게 되면 물속에 있는 미량의 중금속, 미생물, 세균의 수가 먹던 물과 다르게 되어 배탈이 난다는 것을 의미한다.

이러한 현상은 비단 물의 경우만이 아니라 음식에서도 충분히 볼 수 있다. 음식도 먹어보지 않은 것을 먹게 되면 배에 탈이 나는 경우가 많다. 그래서 음식이 풍성한 잔치집에 갔다오면 배탈이 나는 것도 평소에는 먹지 않던 음식을 먹었기 때문이다.

우리 주변에서도 새로운 음식이 나오면 꼭 먹어보겠다고 해서 오기심으로 먹다 보니 배탈이 나기도 한다. 결국 매일 먹는 음식도 물처럼 면역력이나 안정성이 높지만, 새롭게 도전하는 음식들은 갑자기 몸 안으로 들어옴에 따라 우리의 몸은 어떻게 소화할지 몰라 스트레스가 생기기 때문에 탈이 난다.

따라서 진정으로 건강을 위한다면 안전이 검증되지 않은 새로운 음식에 도전하기 보다는 흔하고 평범한 음식을 즐겁게 먹는 것이 가장 좋은 방법이다.

자연산과 양식은 종이 한 장 차이

산에서 자연스럽게 자란 산삼은 인간이 씨를 뿌려 재배한 인삼보다 훨씬 효능이 높은 것으로 인식되어 있고 가격도 비싸다. 우리 주변에서 자연산이라고 붙어 있는 것은 붙어 있지 않은 것에 비하여 거의 배는 비싸다. 자연산이 비싼 이유는 '희소성'에 근거한다. 희소한 것은 숫자가 적기 때문에 비싸다. 현대 사회에서 자연산이 희귀한 것은 분명한 사실이다. 지금 자연산이 귀한 이유는 그것의 절대적인 양이 적어졌기 때문이 아니라, 인구가 늘어났고 농업이 발달해서 식량이 풍부해졌기 때문이다.

인류의 역사가 시작될 때에는 농경, 목축을 하기 전에는 곡식이나 채소는 물론 소, 말, 돼지, 바다, 고기 같은 동물이 다 자연산이었다. 그러나 사람들이 정착해 살면서 부족한 먹거리를 쉽게 얻기 위하여 농경, 목축을 시작하였다. 이제 우리가 섭취하는 음식들 대부분은 자연적으로 저절로 생겨난 식품도 아니고, 자연 상태에서 저절로 자라나는 것도 아니다. 인구가 점점 증가하면서 생산력을 높이기 위하여 거의 대부분이 오랜 세월 동안 인위적인 교배를 거쳐서 품종이 개량된 것들이고, 농약과 비료의 사용은 물론이고 온실이나 특이한 환경에서 재배하고 사육하고 있다. 자연산이 줄어든 것은 안타까운 일이기는 하지만 늘어나는 인구를 위한 풍부한 식량을 얻었고, 영양상태가 좋아져서 건강 수준이 전반적으로 향상되었다.

그런데 문제는 식물을 경작하거나 동물을 양육하는 것이 자연산보다 건강에 좋지 않다고 생각하는 경향이 많다. 그래서 순수한 자연산이 사람의 손을 거친 것보다 더 좋다는 생각이 널리 퍼져 있다. 물론 자연산이 건강 이외의 측면인 맛, 냄새, 색깔, 모양 등에서 좋다는 의미도 있겠지만, 대부분 건강에 좋다는 생각을 하기 때문에 사람들은 자연산을 선호하고 있다.

그러나 자연산이 좋다는 것은 자연산이 희소하기 때문이라는 가치가 높은 경제적인 관점이지, 건강의 관점이 아니라는 것이다. 엄밀하게 말하면 희소한 것과 건강에 좋은 것은 직접적인 관련이 없다. 어찌보면 자연산을 먹고 싶은 심리는 자연산은 돈 많은 상류층만이 먹을 수 있기 때문에 건강에 도움이 되어서 이기 보다는 경제적으로 남들과 차별받고 싶고 자랑하고 싶은 마음일 수도 있다. 실제로 희소하다고 해서 몸에 꼭 좋은 것은 아닐 수 있다. 꼭 10만 원짜리 자연산 광어가 만 원짜리 광어보다 건강에 더 좋을까? 한우가 수입육보다 건강에 더 좋을까? 그렇다면 과연 자연산은 건강에 얼마나 좋은 것인가?

현재 자연산 활어는 자원고갈과 오염 때문에 많이 잡히지 않는다.

대충 시중 유통활어의 95%가 양식이고 나머지 5%정도가 자연산으로 보면 된다. 양식도 국내산이 60%, 수입산이 35% 정도이나 점차 수입산 비중이 높아지고 있다. 그만큼 자연산은 희귀하기 때문에 횟집에서 자연산은 양식의 3~4배 정도한다. 그럼에도 불구하고 생선회를 먹을 때 비싸더라도 자연산만을 고집하는 사람들이 있다. 자연적으로 자연산 생선회는 원하는 수요만큼 공급할 수 없어 한우만 파는 식당이라고 간판을 걸고 비육우나 수입육을 판매하는 것처럼 자연산 전문횟집이라는 간판이 달린 곳도 사실은 양식한 것을 쓸 수밖에 없다고 한다.

원래 자연산은 활동 범위가 넓고 운동량이 많기 때문에 폐쇄된 수조에서 고밀도로 양식되는 양식보다 약 10% 정도 육질이 더 단단하다고 한다. 그러나 자연산 생선회가 본래 갖고 있는 육질의 쫄깃쫄깃함과 깊은 맛을 간직하기 위해서는 주위 환경이 최적상태로 유지돼야 하는데 이미 그물에 걸려 잡힐 때 그물을 벗어나기 위해 몸부림을 치거나 차로 이동하거나 수조에 갇히면서 체내 에너지가 소모되고, 스트레스로 육질의 단단함이 떨어져 있다고 한다.

또한 자연산과 양식의 차이를 알 수 있는 사람은 10명중에 1명 이하라는 실험 결과가 있다. 따라서 실제로 맛의 차이를 느끼지 못하면서 자연산만을 찾는 소비자들에겐 바가지요금이 따라다닐 수밖에 없을 것이다. 자연산을 찾는 것이 경제적인 희귀성 때문인지 건강을 위해서인지를 스스로 반문해 볼 필요가 있다.

Chapter 4

발효 식품의 진실

조류 인플루엔자 바이러스는 닭, 칠면조 등 가금류에서만 독감을 일으키는 것으로 보고돼왔다. 그러나 홍콩 조류 인플루엔자로 인해 닭이나 오리 등 조류의 배설물을 통해 사람에게도 전염된다는 사실이 새로 밝혀졌다. 이로 인해 97년에 홍콩에서 6명이 죽고 18명이 감염되었으며, 총 140만 마리의 닭이 도살되었다. 그리고 2003년 말부터 우리나라를 비롯해 베트남, 태국 등 아시아 지역에 조류 인플루엔자가 확산되고, 사망자가 발생하기도 하였다. 2005년 전 세계는 또 한번 조류 인플루엔자에 세상이 긴장하였지만 한국은 무사하였다. 그 이유가 무엇인가를 따져보았는데 우리나라가 다른 나라에서 먹지 않는 김치 때문이라는 연구 결과가 나왔다.

서울대 생명과학부의 연구에 의하면 김치에서 뽑아낸 유산균인 루코노스톡 시트륨 배양액을 조류 인플루엔자에 감염된 닭에 먹였더니 사료만 먹은 닭은 13마리 가운데 7마리만 살아남은 반면에 김치 유산균 배양액을 먹은 닭은 11마리나 살아남아 김치의 유산균이 조류 인플루엔자에 효능이 전 세계에 알려지게 되었다.

이로 인해 미국 ABC 방송 인터넷 판은 발효식품인 김치는 물론 양배추를 절여 만든 미국판 김치인 사우어크라우트까지 전세계 시장에서 각광을 받고 있다고 보도했다. 발효식품은 우리 조상들만 생각해냈던 것이 아니라 세계적으로 각 지역의 민족들이 고대부터 사용하던 방법이다. 세계 여러 나라의 전통 식품에는 발효 식품이 많이 있는데 사우어크라우트나 오이피클, 올리브 피클, 중국의 파오차이(泡菜) 등도 같은 원리로 만들어 진 것이다. 우리나라에도 수천 년 동안 내려온 조상들의 지혜가 담겨져 있는 김치, 된장, 고추장, 각종 젓갈 등의 발효 식품이 많이 있다.

원래 우리 민족은 쌀 위주의 식생활에 채소를 즐겨 먹었기에 봄, 여름, 가을에는 채소를 즐겨 먹을 수 있었지만 겨울에는 먹기가 힘들었다. 겨울은 채소들이 생산되지 않고 저장 또한 어려웠기 때문이다. 채소를 장기간 저장하는 방법은 채소를 건조시키거나 절이는 것이었다. 그러나 채소를 건조시키면 조리했을 때 원래 맛을 잃을 뿐만 아니라 영양소의 손실을 가져왔다. 또한 채소를 소금에 절이면 채소가 연해지고 오래 저장할 수 있지만 소금의 삼투압 작용으로 채소의 수분을 빼앗아 미생물이 자라지 못하여 맛이 떨어졌다. 따라서 건조 처리나 소금 절임에 남다른 슬기를 동원할 수밖에 없었는데, 이것이 바로 김치가 등장하는 요인이다.

김치는 채소와 어패류를 묽은 농도의 소금에 절여 자가효소(自家酵

素) 작용과 호염성 세균(好鹽性 細菌)의 발효작용으로 인해 아미노산과 젖산을 생산하는 숙성 현상을 이용해 맛이 좋은 발효 식품을 만들 수 있었던 것이다. 그러나 김치가 다른 나라의 저장 식품과 다른 것은 채소를 절인 후에 갖가지 향신료와 양념, 젓갈을 혼합하고 고추 등으로 색깔과 맛을 가미하기 때문이다. 김치의 경우는 소금의 역할에 이어 발효 작용이 함께 작용하는 복합체계를 형성한다. 다시 말해 김치는 세계 어느 나라에도 유례없는 독자적인 발효 식품이라는 뜻이다.

음식을 약으로 보는 사람도 많이 있다. 음식에 있는 독성을 어떻게 제거할 것인가라는 문제가 음식 문화를 발달하게 만들었다. 음식을 뜨거운 불에 요리함으로써 음식재료가 가지고 있는 독을 제거할 수도 있기 때문에 따뜻한 음식 문화가 발달 되었고, 소금에 절여둠으로써 오랫동안 보존할 수 있는 발효 식품이 발달된 것이다.

발효 식품은 오늘날 흔히 말하는 유산균이 있는 식품이며 각 나라의 장수 노인들은 발효 식품을 즐겨 먹는 것으로 나타났다. 발효식품의 종류에는 다음과 같은 것이 있다.

발효식품의 종류

분류	식품명	주요원료	주요 미생물
효모단용 (單用)	맥주	보리	맥주효모
	포도주	포도	포도주효모
	과실주	과실	효모
	증류수	곡류·과실	효모
	식용호모	당밀	토룰라(torula)효모
	빵	밀가루	빵효모

곰팡이단용	템페(tempeh)	콩	리조푸스(rhizopus)
세균단용 곰팡이효모 이용	요구르트 소주	우유 쌀·고구마	젖산균 누룩곰팡이·알코올효모
세균효모 이용	김치류 식초 쿠미스(kumyz) 케퍼(kefir)	채소 쌀·술지게미 양젖·염소젖 우유·염소젖	젖산균·효모 효모·아세트산균 젖산균·토룰라효모 젖산균·토룰라효모
곰팡이효모 젖산균 이용	청주 간장 된장 고추장	쌀 콩·밀 콩·쌀·보리 콩·찹쌀가루 고춧가루·밀가루	누룩곰팡이·청주효모·젖산균 누룩곰팡이·간장효모·젖산균 누룩곰팡이·효모·젖산균 누룩곰팡이·효모·젖산균

•**된장** : 전통발효식품 가운데 항암효과가 탁월할 뿐만 아니라 간기능의 회복과 간해독, 암작용, 콜레스테롤 수치 저하에도 효과가 있다.

•**젓갈** : 효능 발효식품으로서 필수아미노산, 무기질류, 비타민, 핵산, 칼슘, 등 인체에 필요한 영양소를 다량 함유하고 있다. 젓갈은 이미 발효가 된 상태이기 때문에 김치의 숙성을 촉진 시키면서 필수 아미노산의 함량을 높여준다. 젓갈은 김치의 맛을 더욱 좋게 하면서 영양도 더욱 풍부하게 해주는 작용을 한다.

•**청국장** : 겨울철에 마련하는 영양분이 많고 소화가 잘되는 인스턴트 식품이다. 배양균을 첨가하면 하루 만에 만들어 먹을 수 있다. 청국장 발효의 주역은 고초균으로 장내 부패균의 활동을 약화시키고 병원균에 대한 항균 작용을 하고 각종 발암물질이나 암모니아, 인돌, 아민류 등의 생성을 감소시켜 주게 된다.

•고추장 : 고추장의 매운맛은 자극성이 있어 우리의 식욕을 돋우게 하는데 매우 효과적이며 비타민 A가 많다.

•간장 : 25% 정도의 염분을 함유하며, 아미노산을 주로 한 독특한 맛이 난다. 옛날부터 간장맛이 좋아야 음식 맛을 낼 수 있다고 하여 간장은 식생활에 중요한 조미료였다.

•치즈 : 쇠고기에 비해 단백질이 약 1.5배, 칼슘은 약 200배가 더 들어 있어 '흰 고기'라 불리기도 한다. 또 숙성 과정을 거치므로 장에서의 단백질 소화가 쉬울 뿐 아니라 양질의 지방과 비타민 A, B2, 칼슘, 구리, 철분, 아연 등이 충분히 함유되어 어린이의 성장 발육과 여성의 미용에 효과가 있다.

•야쿠르트 : 서양의 대표적인 발효식품인 야쿠르트는 몸에 해로운 대장균이 자라기 쉽기 때문에 우유에 대한 인위적인 살균과 멸균작업을 해야 한다. 또한 김치에는 유산균 음료인 요구르트의 4배에 해당하는 유산균이 함유되어있다.

•포도주 : 포도주를 마시는 사람은 비음주자에 비해 사망률이 낮고 활성산소의 제거 능력이 탁월한 것으로 나타나고 있다. 매일 3~5잔씩 마시는 사람은 사망률에 대한 위험도가 약 40%가 저하 되었다.

레드와인에는 안토시안닌(Anthocyanin)이 다량 함류 되어 있으며 세포 독성을 감소시킨다. 건강체의 면역 시스템에 적당한 자극을 주고, 방사선 노출에 의한 면역 장애와 혈소판 응집 제어의 효능이 있다고 한다.

화이트 와인에는 칼륨, 칼슘, 마그네슘 등의 미네랄이 다량 함유되어 있어 이뇨 작용이 좋으며, 식욕 증진 효과가 있다.

강정식품 꼭 동식물성만 좋은가?

성은 인간에게 있어 식생활만큼이나 필수 불가결한 것이며 행복의 근원이라고 할 수 있다. 그래서 남성들은 유난히 강정식품을 좋아한다. 강정식품을 좋아하는 이유는 정력이 좋아진다는 속설 때문이다. 문제는 우리나라는 예로부터 성을 대단히 금기시해 겉으로는 드러내지 못하고 은밀히 전파되다 보니 잘못된 지식이 난무하고 있으며 정보들도 흥미에만 급급한 실정이다.

그래서 몸에 좋다, 정력이 세진다고만 하면 어디든 달려가서 먹고야 마는 심리가 있다. 2005년에는 태국의 한국 관광객 35만 명이 파타야 등의 뱀탕집에서 쓴 보신 관광 비용이 무려 4백 40억원이라는 통계 조사도 나왔다.

강정식품 중에는 영양학적 근거가 전혀 없는 심리적인 것도 많지만 대체로 예로부터 좋다고 되어 있는 것은 그 나름대로의 효과가 있는 경우가 많다. 흔히 남자들이 정력제라고 하여 즐겨 먹는 음식은 동물성과 식물성이 있는데 동물성 중에는 전복이라든가 해삼, 굴, 육회 또는 소의 생식기, 소나 돼지의 태아, 뱀, 지렁이, 장어 등의 동물성 식품을 비롯해 식물성으로는 마늘, 토마토, 마, 샐러리, 파 등이 그런 부류에 속한다. 그러나 식물성보다는 동물성을 선호하고 식물성만 먹어서는 효과가 정력이 생긴다고 생각하지 않는 경우가 많다.

정력제로 알려진 강정식품은 무엇보다도 단백질이 풍부한 음식이기 때문에 동물성이 좋다고 생각한다. 단백질이 정액, 정자를 만들어 내는 원료이기 때문이다. 그러나 성호르몬의 원료가 바로 콜레스테롤 함량이 풍부한 음식물은 주로 동물성식품들이며 소위 산성식품에 속한다. 산성식품은 체질을 약화시켜 성인병의 원인이 되게 한다. 결국 정력이 강해지려면 동물성 강정식품을 많이 섭취해야겠고 그러자니 고혈압, 심장병 등의 성인병이 무섭기 마련이다. 따라서 정력에 좋다고 동물성 위주의 강정식품 만을 먹어서는 건강에 균형을 유지하기 어렵다.

의외로 식물성 강정식품 중에서 마늘과 토마토는 정력을 증가시키는 강정식품으로 유명하다.

이집트에서는 마늘이 스테미너 보강식품으로 묘사된 흔적들이 많다. 기원전에 만들어진 이집트의 피라미드 벽화의 기록을 보면 피라미드 건설에 동원된 노예들에게 스테미너 보강을 위해 배급한 마늘의 양에 관한 기록이 남아 있다. 뿐만 아니라 고대 이집트인들의 무덤에선 진흙으로 빚은 마늘 모양이 발견 되었고, 투탕카멘왕의 묘지에서는 진짜 마늘 여섯 뿌리가 출토 되었다고 한다. 이러한 사실을 보면 고대 이집트에서도 중요한 스테미너 보강음식으로 마늘이 인기를 얻고 있었다는 것을 알 수 있다.

그래서 그런지 불교와 도교에서는 마늘을 금기시하고 있다. 불가(佛家)나 도가(道家)에서는 오신채를 금지하고 있는데 오신채란 염교(달래), 파, 마늘, 생강, 부추와 같은 자극성이 강한 다섯 종류의 채소로 금기의 음식으로 여겨왔다. 특히 불교에서도 마늘을 익혀먹으면 성욕이 발동하고 날것으로 먹으면 마음속에 열기가 생긴다고 하여 마늘은 수도과정에서 금기하였고, 도교에서도 마늘은 성욕을 강화시켜 수련을 방해한다고 한다.

토마토는 영국에선 '사랑의 사과'라고 하며, 정력에 효과가 있는 식품으로 알려져 한때 수난을 겪기도 했었다. 청교도 혁명 후 쾌락을 추구하는 행위는 모두 단죄되었던 시기였기에 크롬웰 공화 정부는 토마토에 독이 있다고 소문을 퍼뜨려 정력제인 토마토를 먹는다는 자제 했을 뿐만 아니라 심지어 토마토 재배 금지령까지 내렸다고 한다. 미국에서는 '울프 애플'로 부르기도 하는데 이는 토마토를 먹으면 늑대와 같은 정력을 갖는다는 뜻이 아닐까라는 추측을 하고 있다. 이탈리아에서는 '황금의 사과'라고도 하는데 이는 과일 중에 토마토만한 게 없으며 귀하다는 것을 의미하여 붙인 이름이다.

이처럼 정력을 위한 강정식품을 선택한다면 꼭 동물성만을 섭취할 것이 아니라 살도 찌지 않고 암을 예방하고 여러 가지 영양분이 들어 있는 식물성 강정식품을 먹는 것도 좋다.

과일은 다이어트식이고 건강에 좋다?

사람들은 과일을 꼭 먹어야 하는 음식이라고 생각하기에 식당에서 식사가 끝나면 꼭 후식으로 내놓는 음식이기도 한다. 얼른 생각하기에 과일은 비타민, 미네랄, 당분 등이 풍부하게 들어 있는 자연 식품이기에 먹을수록 몸에 좋을 것 같이 생각한다. 더욱이 과일은 피부미용에 좋으며 혈액을 알칼리성으로 만들어주기 때문에 건강식품이라고만 생각한다. 또한 사람들은 과일을 아무리 먹어도 '과일은 살이 찌지 않는다'는 인식을 갖고 있다. 이처럼 과일에 대해서 우리의 생각은 매우 좋다는 생각으로 관용적이다. 그러나 과일은 우리가 알고 있는 것처럼 좋은 것만은 아니다.

과일이 다이어트에 좋다는 생각도 잘못된 생각이다. 실제로 과일은 열량이 매우 높은 식품이라 다이어트와는 거리가 멀다. 과일의 칼로리를 살펴보면 중간 크기의 귤 한 개의 열량은 50kcal, 바나나 1개 80kcal, 사과 한 개의 열량은 100kcal이다. 귤을 앉은 자리에서 5~6개 먹으면 밥 한 공기와 같은 열량을 섭취한 거라는 사실은 모르고 있다.

과일은 당분 중에서도 과당이 많아서 중성지방으로 전환되기 쉽다. 따라서 당도가 높은 과일일수록 많이 먹으면 당분이 중성지방으로 전환되어 결국 비만의 원인도 된다. 그리고 어린이들이게도 먹고 싶은 대로 과일을 너무 많이 먹으면 배탈 나는 것은 말할 나위도 없고 식욕이 감퇴되기까지 한다.

과당은 당뇨병에 괜찮다고 당뇨병 환자에게 과일을 많이 먹이기도 한다. 과당이 혈당치를 올리지 않기 때문에 당뇨병 환자에게 수액을 할 때에는 포도당 대신 과당을 사용하기도 한다. 그러나 과당도 지나치게 섭취하면 당뇨병을 악화시킨다. 더군다나 건포도나 곶감같이 과일을 말리면 당분의 함량이 놀랍게 많아진다. 생과일에는 수분이 그만큼 많기 때문이다. 포도는 생것의 당분 함량이 14.9% 이던 것이 건포도가 되면 83.4%로 되며, 연시는 12.4%인데 곶감에는 당분이 68.9%가 들어 있다.

과일 당분 함량은 아래의 표와 같다.

과일100g당 당분 함유량

종류	섭취량	종류	섭취량
딸기	26kcal	수박	31kcal
참외	31kcal	사과(부사)	57kcal
사과(아오리)	44kca	사과(홍옥)	46kcal
단감	44kcal	귤	68kcal
오렌지	43kcal	자몽	30kcal

바나나	80kcal	배	39kcal
복숭아(백도)	34kcal	복숭아(천도)	38kcal
복숭아(황도)	26kcal	자두	34kcal
키위	54kcal	토마토	14kcal
방울토마토	16kcal	파인애플(생것)	23kcal
파인애플(통조림)	62kcal	포도(거봉)	56kcal
포도(청포도)	47kcal		

과일에는 비타민 C가 많다고 생각하지만 의외로 딸기, 귤, 감등을 제외하고는 생각하는 것처럼 그렇게 많은 것이 아니다. 그러므로 체중을 조절하고 피부미용을 좋게 한다고 과일 중심의 식사를 하거나, 채소 대신 과일을 먹으면 되지 않느냐는 생각은 옳지 않다.

하루 종일 과일주스만 마시고 있기 때문에 체중은 문제없다는 생각도 틀리다. 요컨대 과일도 육식도 빵도 좋지만 모든 음식을 편식하지 말고 골고루 균형 잡힌 식사를 하는 것이 건강의 비결이라 하겠다. 몸에 좋다고 무턱대고 과일만 먹어도 안 된다는 것을 명심해둘 필요가 있다.

생으로 먹는게 좋을까?
조리해서 먹는게 좋을까?

불의 사용으로 인류의 생활과 기술은 급격히 향상될 수 있었다. 불을 사용하게 되면서 불을 통해 음식물을 익혀 먹음으로써 인류는 역사상 최초로 다양한 음식의 맛을 즐기기 시작했고 기생충에 감염될 확률을 줄임으로써 보다 건강한 삶을 영위할 수 있었다. 더 나아가 음식물을 조리하는 과정에서 인류는 가공법을 익히게 되었고 이것은 이후 조리 방법을 발전시키는 원천이 되었다.

음식을 익히는 것은 독성이 있는 식물을 순하게도 하고 맛을 향상시켜 주었다. 반면에 조리 방법이 발달하면서 잃어버린 것도 있다. 그것은 바로 음식재료가 가지고 있는 영양분이다. 영양분들은 대부분 조리를 하면 할수록 비타민류와 칼슘 등의 무기질이 파괴 손상되고 날라간다. 또한 치석, 결석 등이 생기게 되는 원인이 된다. 특히 마늘 같은 경우는 가열하면 할수록 암에 좋은 알리신 성분이 날라 간다는 것이다.

따라서 조리는 많이 하지 않는 것이 좋다. 실제로 조리를 하지 않는 음식이 더 비싸거나 귀한 음식으로 대접을 받고 있다.

세계최고의 장수국가인 일본인들의 장수비결은 사시미를 즐겨먹는데 있다고 한다. 사시미는 일본요리의 대명사로 신선한 어패류를 날로 먹음으로써 특유의 풍미와 감촉을 느낄 수 있는 요리이다. 일본에서는 전통적으로 식품은 가능한 자연본래의 것을 최고라고 생각했다. 그리하여 생선을, 소스나 기술보다는 신선도가 가장 중요하게 여겨 사시미는 일본요리의 자연본래의 것을 최대로 이용한 요리이다.

사시미와 함께 일본을 대표하는 음식은 초밥인데 초밥은 생선과 밥에 식초, 소금, 설탕으로 맛있게 조미한 대중적인 일본음식이다. 초밥도 생선이나 조개류와 계란·야채 등의 날것이나 조리한 것을 섞어서 밥 속에 넣거나 얹어서 만든 것이다.

우리나라에서는 쇠고기를 생으로 먹는 육회를 고급 요리로 치고 있다. 육회는 기름기 없는 소의 우둔살을 얇게 저민 다음 결을 끊어서 가늘게 채썰어 간장에 파·마늘 다진 것에 깨소금·참기름·설탕·후춧가루를 섞어서 양념장을 만들어 고루 무친 것을 말한다. 육회는 배를 채로 썰어 접시에 깔고 무친 고기를 보기 좋게 담고 마늘을 돌려 담아 잣가루를 고기 위에 뿌린 것이다.

서양에서는 여러 가지 야채를 생으로 먹는 샐러드가 발달되어 있다. 샐러드는 육류를 많이 먹는 서양 사람들이 생채소에 소금을 뿌려 먹는 습관이 있었던 데서 생긴 것이다. 샐러드의 재료로는 약초에 해당하는 마늘·파슬리·셀러리·물냉이와 같은 것을 사용하여 산성식품인 육류요리에 알칼리성 생채소를 곁들여 먹음으로써 입맛이 개운해서 좋고 영양상 균형이 잡히며 흡수에 효과적이어서, 산성식품에 대한 필수식품으로 널리 애용된다. 우리나라도 채소를 이용해 나물과 생채, 쌈 등으로 즐겨 먹었는데 이도 이는 주로 에너지원의 역할을 하는 곡물과 어울려 비타민과 무기질의 중요한 공급원이었다. 제철에 나는 채소 외에도 말려두었다가 겨울이나 새싹이 돋지 않는 이른 봄에 불려 씀으로써 나물은 연중 어느 때나 밥상에 오를 수 있는 음식으로 사용했다.

그러나 생으로 먹는다고 다 좋은 것은 아니다. 채소 중에는 비타민과 미네랄이 많은데 생으로 먹는 것보다는 데치거나 발효를 시켜서 먹으면 채소의 세포벽이 허물어져 그 속에 있는 비타민과 미네랄을 흡수하기가 훨씬 더 쉬워지는 경우도 있다. 또 데쳐서 먹는 나물은 서양식 샐러드보다 부피가 작아 훨씬 더 많은 양을 섭취할 수 있다는 장점도 있다.

데치는 것보다 한 단계 발전한 것이 물을 끓여 익히거나 찌는 방법이다. 우리가 먹는 대부분의 요리가 물을 끓여 익히거나 찌는 방법으로 만들어 진 것이다. 그러나 열을 가한 만큼 비타민이나 각종 영양분들 중에서 열에 약한 것들은 사라지고 만다. 그래도 물에 끓이거나 찌는 방법 외에 볶고 굽고 기름에 지지고 튀기는 방법들에 비하면 그래도 나은 편이다.

물은 끓이면 아무리 온도가 높다고 해도 증발될 뿐 타지는 않는다. 그러나 기름은 가열하면 태우는 것으로 성질이 변질이 된다. 식물성, 동물성 기름을 막론하고 기름을 가열하는 것은 지방을 태우는 것과 같은 이치인데 이는 지방에 고온이 가해지면 급속도로 지방분자에 산소가 달라붙어 산화가 일어나 과산화지질이 되어 건강에 매우 해롭다. 이 과산화지질이 세포를 손상시키기 때문에 암의 원인으로 지적되고 있다.

따라서 기름에 튀긴 반찬, 기름으로 지지는 부침, 피자, 기름으로 튀긴 라면, 과자 등은 건강에 해롭다고 한다. 물론 이러한 기름을 이용한 요리에는 산화방지제라고 하는 비타민 C, A, E가 많은 요리재료는 영양소가 방어를 해주기 때문에 건강을 유지되지만 이도 지나치면 방어 한계를 과산화지질이 된다.

특히 깨에서 기름을 짜기 위해서는 깨를 볶아서 압착해서 기름을 짠다. 그러나 깨를 볶는 것은 볶는 정도가 아니라, 어떤 것은 태운다. 약간 태워야 고소한 맛이 나기 때문이다. 결국 참기름이나 들기름도 너무 태우면 몸에 해롭게 되는 것이다.

이상에서 보았듯이 조리를 많이 할수록 특히 튀김요리는 건강에 도움이 되지 않는다. 따라서 건강을 오랫동안 보전하고 싶다면 튀기는 요리는 자제하고 조리 방법은 줄여 자연스러운 상태로 먹는 것이 좋다.

동전의 양면과 같은 활성산소

인간의 생명유지에 절대적으로 필요한 것이 바로 산소다. 만약 산소가 없다면 우리는 잠시도 생의 기쁨을 맛 볼 수 없었을 것이다. 산소는 호흡을 통해 몸속에 들어와 혈관을 따라 몸의 구석구석까지 퍼져 살아가는 데 필요한 에너지가 된다. 이처럼 산소는 동물이 호흡하며 살아가는데 없어서는 안되는 중요한 물질이기도 하지만 때로는 질병을 유발하거나 사망에 이를 수도 있는 유독물질이 될 수도 있다. 산소가 만들어낸 유독물질이 바로 활성산소이다.

활성산소는 산소가 혈관을 따라 각 조직으로 운반되는 과정에서 혈액순환이 원활하지 못할 때 불가피하게 세포를 파괴시키는 유해물질들을 부산물로 만드는데, 이것을 일명 '산소 대사의 찌꺼기'라 할 수 있는 활성산소라고 한다. 활성산소는 우리가 마시는 산소의 약 1~2% 정도가 활성산소로 변하게 된다.

활성산소는 무조건 나쁜 것은 아니고 체내에 적정수준의 활성산소는 우리 몸이 각종 유해균이 침투하게 되면 백혈구가 방어와 공격의 자세를 취하는데 이때 활성 산소는 감초 역할을 도맡아 병원체를 몸속에서 버틸 수 없게 만들어 주기도 하고, 백혈구의 찌꺼기 세포를 분해하는 역할을 한다. 그러나 활성산소는 장점보다 단점이 많은 물질이다.

활성산소가 과도하게 만들어지면 여분의 활성산소는 혈관 내벽과 장기를 공격하여 여러 가지 장애를 일으키게 된다.

세포의 유전자를 절단하여 암을 발생시키고 세포의 조직을 손상시켜 노화와 질병을 유발시키는 하나의 인자가 된다고 한다. 뿐만 활성산소는 봄 안 곳곳을 돌아다니면서 혈관을 막아 관절염, 면력약화, 세포의 손상, 노화촉진, 당뇨병, 중풍, 치매 등을 일으킨다는 연구보고가 계속되고 있다. 일부에서는 현대의 질병 중 90%이상은 활성산소 때문이라고 까지도 한다.

활성산소가 발생하는 이유를 보면 과도한 스트레스, 자외선, 방사선, 자동차와 공장의 배기 가스, 농약이나 살충제 등의 화학물질, 방부제나 색소가 들어 있는 인스턴트 식품, 흡연과 음주 등도 활성산소를 만들고, 과식으로 인해 남은 칼로리도 활성산소의 생성을 촉진한다. 또한 과도한 운동도 체내 활성산소를 증가시키므로 운동은 등에서 땀이 약간 배어나올 정도의 가벼운 운동을 하는 것이 좋은 것으로 알려져 있다

이 중에서 특별히 보아야 할 것이 스트레스와 인스턴트 식품으로 인한 활성산소 생성이다.

스트레스는 인간이 가진 식욕, 성욕, 수면욕 같은 생리적인 욕구, 안

전 욕구, 명예욕 성취욕 등 어떤 욕구라도 좌절하게 되면 사람은 스트레스를 받게 된다. 사람이 스트레스를 받게 되면 노라아드레날린 계통의 호르몬이 분비되고 이 호르몬은 대량의 활성산소를 발생시켜, 노화가 빨라지고, 치매, 혈관 수축, 혈압상승, 혈액 흐름장애 등으로 이어지게 된다.

또한 인스턴트식품을 많이 먹게 되면 활성산소가 생기게 된다. 인스턴트 음식 중에서도 기름에 굽거나 튀긴 음식 또는 방부제나 색소가 많이 들어가 있는 음식은 활성산소를 많이 유발시키는 원인이 된다. 특히 길에서 파는 튀긴 음식이나 생선은 직접 자외선(직사광선)을 받으면 과산화지질을 형성하여 피부의 탄력을 좌우하는 섬유가 취약해져 주름살이 생기거나 색소침착을 일으키는 등의 노화현상을 촉진하고, 동맥경화 간질환 등이 진행하게 된다.

활성산소를 없애는 데는 우리 몸에는 항산화제(SOD; Super Oxide Dismutase)라는 효소가 있어 몸속의 독인 활성산소를 중화시키는 역할을 한다. 우리 몸에서 산화작용을 예방할수 있도록 도와주며, 활성산소가 감지하면, 항산화제가 생성되어 독을 해독하게 된다. 또한 세포막의 지질이 산화되는 것을 예방 할 수 있도록 도와준다. 이 항산화제분비량에 따라 수명이 결정되며, 항산화제분비량이 적으면 그만큼 질병발생의 위험이 높아져 수명을 단축시키게 된다. 항산화제는 나이가 들면서 활동(생성)도 쇠퇴하게 된다.

활성산소를 억제하고 중화시키는 항산화제의 생성과 활동을 강화시키기 위해서는 과일과 야채, 쌀 배아와 대두를 자주 먹는 것이 좋다.

과일과 야채가 가지고 있는 고유의 성분인 비타민B2, 비타민C, 비타민E(토코페롤)등의 비타민류와 체내 흡수시 비타민A로 변하는 베타카로틴은 활성산소를 중화시키는 항산화제역할을 수행한다. 또한 녹차에 들어 있는 후라보노이드는 녹황색식물이 갖는 강한 항산화력의 원천으로 활성산소를 분해하는 색소이다. 그리고 쌀 배아와 대두 사포닌은 혈중에서 여분의 콜레스테롤과 염분을 제거해줄 뿐만 아니라 항산화 작용을 병행하는 역할을 한다.

포화지방산과 불포화지방산
어느 것이 좋을까?

우리가 에스키모라고 부르는 이뉴잇(Innuit)은 그린란드나 알래스카, 시베리아 등 북극해 연안에서 어로와 수렵 활동을 하며 사는 인종이다. 에스키모란 '날고기를 먹는 잔인한 사람들'이란 표현이나 이뉴잇의 의미는 '눈을 아는 지혜호운 사람'이란 뜻이다. 처음 교류를 시작한 캐나다 인디언들은 그들을 에스키모라고 불렀으나 지금은 이누잇이라고 부른다. 이들은 에스키모란 명칭대로 찬 바다에 사는 고등어나 청어, 연어 같은 등푸른 생선과 물개를 잡아서 날것으로 먹고 살았다. 그들이 생선과 물개를 잡아 날것으로 먹은 이유는 따로 있었다. 야채나 과일을 구경조차 할 수 없는 추운 지방에서 비타민을 섭취하기 위한 나름대로의 대안이었던 것이다.

30여 년 전 덴마크의 의학자 다이아베르크 박사는 이상한 현상을 하나 발견했다. 그린란드의 에스키모들이 심장병이나 동맥경화 같은 심혈관질환에 거의 걸리지 않는다는 사실이 그것이었다. 그에 비해 인근에 위치한 덴마크에서는 당시 심혈관질환의 발병률이 매우 높았다. 야채나 과일을 입에도 대지 않고 생선이나 물개 등 지방이 많은 음식만 먹는 에스키모들이 오히려 심혈관질환에 걸리지 않는 이유는 무엇일까?

이 같은 의문에 대해 많은 과학자들이 주목했는데, 특이한 현상이 또 하나 관찰되었다. 그린란드의 에스키모들이 덴마크로 이주해서 살면 역시 심혈관질환의 발병률이 높아진다는 사실이었다.

이는 심혈관질환의 주된 원인이 유전적 요인에 있는 게 아니라 식생활 습관에서 비롯된다는 사실을 증명한다. 그 후 의문은 풀리게 되었다. 정답은 에스키모들이 먹는 생선과 물개 속에 풍부하게 함유된 오메가-3라는 지방산이었다. 결국 에스키모들이 추운지방에서 생존할 수 있는 에너지를 주고, 심장병이나 동맥경화 같은 심혈관질환을 예방할 수 있었던 것은 생선이나 물개 등이 가지고 있는 기름 성분 때문이었다.

이처럼 우리가 기름이라고 하는 지방은 농축된 에너지의 급원으로서 체내에 에너지를 효율적으로 저장해 두었다가, 에너지의 섭취가 중단 또는 제한되었을 경우 사용되는 비상식량과 같은 역할을 한다. 또한 오메가-3라는 지방산은 심장병이나 동맥경화 같은 심혈관질환을 예방하고 치료하는데 도움을 준다.

일반적으로 지방하면 다 똑같은 것으로 생각되지만, 실질적으로 우리가 섭취하는 지방에는 3가지 형태가 있다. 포화지방산, 고도 불포화지방산, 단순 불포화지방산이 그것이다.

포화지방산은 분자 구조상에 '이중 결합이 없는 지방산'을 말하며 일반적으로 소, 돼지, 닭의 기름 성분을, 즉 동물성 기름을 포화지방산이라 한다. 포화지방산은 실온에 두면 굳어 버리는 성질을 갖고 있다.

불포화 지방산은 분자 구조상에 '이중 결합을 갖고 있는 지방산'을 말하며 일반적으로 그 분자 구조에 의해 액체 상태로 존재하는데 생선에 들어있는 기름, 견과류에 들어있는 기름, 식물유 대부분이 이에 속한다.

불포화지방은 이중 결합이 하나인 단순불포화지방산(오메가-9)과 여러 개의 이중 결합이 있는 고도 불포화지방산으로 나뉜다. 고도 불포화지방산은 다시 이중 결합의 위치에 따라 오메가-3와 오메가-6 지방산으로 나누어진다. 해바라기유, 옥수수유, 면실유 등 쿠킹 오일에 주로 오메가-6 지방산이 많고, 오메가-3는 아마유나 유채유, 호두기름 등과 등푸른 생선에 특히 풍부하게 들어 있다. 불포화 지방산 중 단순불포화지방산은 다른 지방보다 우리 건강에 이로운 것으로 알려져 있다. 그러나 포화지방산과 일부 고도 불포화지방산은 심장질환을 유발하거나 혈관을 경화시키는 등의 질환을 야기한다.

불포화지방산과 포화지방산의 구분

구분	종류
불포화지방산	콩기름, 참기름, 들기름, 옥수수기름, 올리브유, 해바라기씨, 참깨, 콩류, 견과류, 고등어, 연어, 멸치, 정어리, 대구간유, 참치, 고등어, 꽁치, 삼치 등
포화지방산	쇠기름, 돼지기름, 닭껍질, 베이컨, 쇼트닝, 라아드, 버터, 코코넛유 등

따라서 단순 불포화지방산은 많이 먹어야 하고, 포화지방산은 덜 먹어야 한다는 것이다. 그러나 우리가 잘못된 상식을 갖고 있는 것 중에 하나는 오리가 불포화지방산이기 때문에 성인병에 좋다고 생각하는 것이다. 그러나 실제로 오리기름은 불포화지방산이 70% 정도이며, 나머지는 포화지방산이 30% 정도라는 것이다. 따라서 우리가 생각하고 있는 것처럼 완전 불포화지방산은 아니라는 것이다. 또한 돼지고기에 들어있는 지방은 모두 포화지방산이라고 생각하고 있지만 의외로 돼지기름도 부위에 따라 불포화지방산을 포함하고 있는 부위도 있는 것이다. 불포화지방산은 많이 먹고, 포화지방산은 덜 먹을 수 있는 방법은 다음과 같다.

- 콩기름 대신에 올리브유나 케롤라 오일을 사용한다.
- 생선을 즐겨 먹는다.
- 고기를 먹는 경우에는 기름기가 없는 살코기 부위를 먹는다.
- 고기를 조리할 때는 보쌈과 같이 물에 삶아서 지방이 빠지도록 하는 것이 좋다.
- 단백질은 고기보다는 콩을 통해 섭취하는 것이 좋다.
- 소금으로 간미가 된 아몬드와 같은 견과류는 피하는 것이 좋다.
- 땅콩은 구운 것보다 날 땅콩을 삶아서 먹는 것이 더 좋다.

불포화 지방산이 많이 들어있는 기름으로는 올리브유와 케롤라 오일이 있다. 콩기름을 이용하여 요리를 하면 더 고소한 맛이 나며, 요리하는 데도 편리하다. 그러나 들기름은 튀김 요리를 할 수 없고, 지지는 요리를 해도 콩기름처럼 깔끔한 요리가 되지 않지만 들기름에는 유용한 성분이 많이 들어가 있기 때문에 자주 사용하는 것이 좋다. 그리고 올리브유의 경우에도 고온에서 요리하는 데는 부적합하나 불포화지방산이 많이 포함되어 있기 때문에 가능하면 튀기는 요리나 샐러드 요리에 사용하는 것이 좋다. 그리고 버터를 사용하면 훨씬 더 고소한 맛이 난다.

그러나 불포화지방산을 이용하여 요리를 한 경우에는 빠른 시간 내에 섭취해야 한다. 불포화지방산의 경우 산소와 결합하면 트렌스 지방을 만드는데 이는 오히려 더 나쁜 영향을 주기 때문이다. 특히 길거리에서 파는 튀김 종류들은 눅눅해져 있는 경우가 많은데, 이것은 기름이 산화되었다는 증거이므로 주의할 필요가 있다.

산성 음식, 알칼리 음식
어느 것이 좋을까?

육식을 하는 현대인은 체질이 산성으로 변했다는 이야기를 흔히 듣고 있다. 언젠가부터 모든 병이 체질이 산성화돼서 생기는 것처럼 알려져 있고, 이런 믿음으로 알칼리성 음식을 가려먹는 사람도 많이 생겼다.

왜 사람의 신체를 산성 체질, 알칼리 체질로 나누게 되었을까? 이 기원은 일본의 한 학자가 30년 전에 주장한 이론이었으나, 일본 내에서도 공개적으로 별로 대두되지 못하고 있으나 우리나라에서는 아직까지 그 이론에 의하여 pH다이어트나 산성 음식을 기피하고 있다.

우리 몸의 60%는 물이고 나머지의 대부분은 단백질이다. 따라서 몸은 체액이라 불리는 액체성분에 단백질이란 고형성분이 녹아 있는 것이라고 할 수 있다. 그런데 모든 단백질은 열과 산도에 의해 변성되기 쉬운 성질을 가지고 있으며, 열과 산도가 바뀌면 변성되면서 제 기능을 잃게 되기에 몸은 체액의 산도를 일정하게 유지하려는 장치를 갖고 있다. 그 장치가 바로 콩팥과 폐인데 몸에서 산이 많이 생산되거나 산을 많이 섭취하면 콩팥은 오줌을 통해서 산을 배출하고 폐는 이산화탄소를 배출하여 체액의 산도를 낮춘다.

이처럼 우리 몸은 콩팥과 폐를 통해서 항상 일정한 체액을 맞추고 있는데 보통 사람의 체액 pH(용액의 산성도를 가늠하는 척도)는 7.4이다. 사람의 체액을 화학적으로 보면 약알카리라고도 이야기하겠지만, 거의 중성에 가까워 결국 사람의 체질은 중성이다.

문제는 우리 몸의 체액이 외부에서 공급되는 음식물에 의하여 산성도에 영양을 준다고 생각하는 사람들과 주지 않는다고 생각하는 사람이 있다.

음식물에 의하여 산성도에 영양을 주지 않는다고 생각하는 사람들은 산성의 대표적인 산성식품임 육류를 먹었다고 해서 체액의 산도가 높아지는 건 아니라고 주장한다. 만약 체액의 사람에 따라 산성도가 다르다면 환자의 혈액형에 따라 산성도가 맞는 적절한 피를 수혈해야 하는 것처럼 복잡한 일이 발생한다. 따라서 산성인가 알칼리성인가를 신경쓸 일이 아니라 균형 잡힌 식사를 하는 것이 건강을 지키는 길이 중요하다고 한다.

그러나 음식물에 의하여 산성도에 영양을 준다고 생각하는 사람들은 현재 대부분의 현대인들은 산성 과잉으로 고통당하고 있다고 주장한다. 우리가 주로 먹는 음식들이 대부분 산성 식품일 뿐만 아니라 스트레스, 약, 각종 질병, 심지어 사회적으로 강요되는 격렬한 운동 때문에도 몸에 산성 물질이 쌓여 가고 있다고 한다. 전문가들은 혈액의 산성화가 진행되면 정신적으로 불안정하거나 감정을 제어하기 어려운 공격적 성향이 나타날 수 있으며, 소화불량이나 위궤양, 위출혈 등을 동반할 수 있다고 한다. 또한 콜레스테롤 수치가 높아지고 혈액이 탁해지거나 잘 응고되기 때문에 혈액 순환이 안 된다. 이로 인해 고혈압 등과 같은 성인병 발병률이 높아지고 질병이나 바이러스 등 외부 환경에 대한 저항력도 현저히 떨어지게 된다고 한다. 반대로 알칼리성 식품도 다 좋은 것은 아니라고 한다. 지나치게 채식만 하고 육류를 섭취하지 않는다면 단백질과 철분, 칼슘 등이 부족해서 빈혈, 골다공증, 대사 장애 등이 초래될 수도 있기 때문이다. 따라서 산·알칼리 균형을 맞추는 식생활은 더 이상 덤이나 옵션이 아닌 필수라고 한다.

산성식품과 알칼리성식품의 비교

	산 성	알카리성
콩류	강낭콩, 검은콩	대두, 흰 강낭콩, 콩가루, 두부 완두콩
과일류	오렌지, 바나나, 파인애플, 복숭아, 수박, 사과, 베리류, 감, 포도, 딸기, 말린 과일, 절인 과일	라임, 레몬, 자몽, 코코넛, 버찌
곡류	백미, 흰빵, 보리, 옥수수, 호밀, 밀가루	메밀가루
야채류	감자, 버섯	새싹, 민들레, 오이, 브로콜리, 파슬리, 시금치, 양배추, 피망, 상추
육류, 가금류 생선	돼지고기, 쇠고기, 닭고기, 달걀, 조개	
오일류	마가린, 버터, 옥수수유, 해바라기씨유	올리브유, 코코넛유, 아보카도유

	포도씨유, 카놀라유	아마씨유, 달맞이꽃 종자유
조미료	카레, 케첩, 마요네즈, 머스터드, MSG, 맛소금	천일염, 고춧가루, 마늘, 생강, 허브
우유 및 유제품	치즈, 아이스크림, 요구르트	모유
음료	알코올, 증류주, 과일 주스, 맥주, 차, 커피, 와인	알칼리수, 증류수

　음식물을 산성과 알칼리성 식품을 구분하는 것은 맛이 아니라 그 성분에 의해서 구분이 된다. 즉 식품을 연소시켜 발생하는 연소 가스 또는 재를 물에 녹였을 때 그 용액이 산성이나 알칼리성이냐에 따라 구분한다. 따라서 칼륨, 칼슘 등이 많은 야채, 과일류는 대체로 알칼리성이 강하고, 유황, 질소 등이 많은 육류 등은 아황산, 아질산 등이 많아서 강산성을 띠는 것이 일반적이나 그 구분이 힘든 경우도 많다. 따라서 산성과 알칼리를 정확하게 구분해서 섭취하는 건 불가능할 수도 있다.

　하여간 우리 몸의 체액이 산성체질, 알칼리성체질로 변화가 되건 안되건 우리의 식단을 보면 산성 식품을 많이 먹는 것을 알 수 있다. 산성식품이 산성체질에 큰 영향을 준다고는 확신할 수 없지만 우리 몸의 콜레스테롤을 높이거나 자극을 주는 음식인 것만큼은 사실이다. 따라서 우리의 건강을 위해서 너무 산성위주의 식사에서 벗어나 균형 잡힌 식사를 하는 것이 건강을 지키는 가장 중요한 길이라고 할 수 있다.

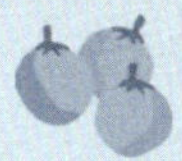

포스트 코로나 시대와 심리적 방역의 중요성

우리는 코로나19라는 전 지구적 위기를 겪으며 건강의 패러다임이 급격히 변화하는 지점을 지나왔다. 팬데믹은 단순한 신체적 질병을 넘어, 사회적 단절과 경제적 위축을 불러왔으며 이는 '코로나 블루', 나아가 분노와 절망을 뜻하는 '코로나 레드와 블랙'이라는 심각한 정신 건강 문제를 야기했다. 책에서 강조하듯, 감염병 이후의 사회는 이전과는 전혀 다른 생활 방식을 요구한다. 이제 건강 관리는 바이러스에 대항하는 신체적 면역력을 높이는 것뿐만 아니라, 무너진 일상 속에서 심리적 회복탄력성을 확보하는 '심리적 방역'까지 그 영역이 확장되어야한다.

3) 모르고
먹으면
손해 보는
먹거리

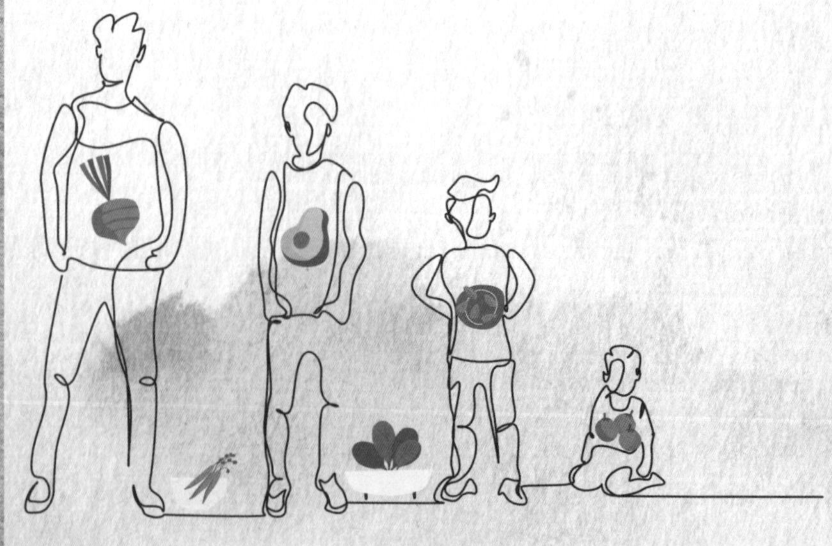

Chapter 1

달콤한 유혹의 원천 설탕

설탕만큼 우리의 입맛을 달콤하게 해주는 것이 없다. 단맛은 전 세계 어느 민족이나 긍정적으로 받아들이는 맛이며, 태어나면서부터 좋아하는 '원초적 본능'이기 때문이다.

설탕은 원래 인도를 중심으로 한 지역에서 사탕수수(Sugar Cane)가 자연 그대로 성장했고 이것을 캔지즈강과 인더스강 유역의 인도 주민들이 줄기 채 씹어 먹었었는데, 사탕수수의 줄기에서 방울로 떨어지는 액체가 태양열을 받아 점차 단단하게 굳어진 것에 힌트를 얻어 만들어진 것이 바로 설탕이다. 설탕은 인도에서 만들어져 중국, 태국, 인도네시아 등지로 전파되었고, 아라비아(사라센제국의 중심지)을 거쳐 유럽으로 보급되었다. 십자군은 사라센의 설탕 맛을 보고 반해 사탕수수 발효액과 설탕 사탕을 찾아내 유럽에 전파하였다.

설탕에 대해서 끌리는 이유는 설탕이 몸에 들어왔을 때 뇌가 신경 전달 물질 중 하나를 분비시켜서 중독성이 강해지기 때문이다. 실제로 이 설탕은 통증을 가라앉히는 신경전달물질인 세로토닌을 증가시키기 때문에 진정효과가 있다. 그리고 월경 전 증후군이나 우울증에 빠져 있을 때 설탕에 더 큰 유혹을 느끼게 된다. 언제나 그렇듯이 좋은 약은 입에 쓰고, 맛있는 것에는 항상 그 대가가 따르기 마련이다. 그래서인지 사람들은 설탕이 영혼과 육체를 타락시킨다고 생각한 적도 있었다. 그래서 설탕을 부드러운 마약이라고도 부르기도 한다.

뉴욕포스트 기자로 활약했던 윌리엄 더프티는 그의 저서 <슈거 블루스>에서 설탕을 니코틴이나 헤로인 이상의 중독성을 가진 '우리 세대 제1의 살인물질'로 고발하였다. 그의 저서에 의하면 정제 설탕은 몸에 치명적이라고 한다. 설탕에는 영양소가 없고 칼로리만 있기 때문이다. 게다가 설탕은 없느니만 못하다고 까지 주장하였다. 왜냐하면 설탕을 소화하고 독소를 해독하고 체외로 배출시키려면 몸속의 귀중한 비타민과 미네랄을 사용해야 하기 때문이라는 것이다. 그래서 실제로 설탕을 먹지 않게 되면 마약 중단 때처럼 엄청난 편두통과 메스꺼운 금단현상을 겪지만 건강이 나아졌다고 하는 사람들이 많다고 한다.

현대인들이 순수한 당인 설탕을 과도하게 섭취하기 쉬운 환경에 놓여 있으며, 이렇게 과도하게 섭취된 설탕은 비타민 B1과 칼슘 부족을 일으킨다는 데 문제가 있다. 과한 설탕 섭취는 혈액 내 백혈구 기능을 저하시켜 면역력을 떨어뜨린다. 설탕은 술과 마찬가지로 위에서 직접 흡수되기 때문에 순간적으로 혈당을 급격히 올려놓아 췌장을 자극하고 인슐린 분비에 혼란을 일으킨다. 그에 대한 반작용으로 피로나 공복을 느끼고 짜증을 부리게 된다.

또한 설탕은 순간적인 피로 회복에는 도움이 되지만 궁극적으로는 인슐린 분비 장애를 일으켜 저혈당증을 초래하고, 나중에는 도리어 만성 피로로 무기력하게 만든다. 따라서 공부하는 아이들의 학습효과를 높이려면 아침이나 간식으로 너무 단 것을 먹이지 않는 것이 좋다.

그러나 설탕의 피해 중에 가장 큰 것이 바로 몸무게가 설탕을 많이 먹으면 살을 찌게 한다는 것이다. 살이 찌도록 만드는 것은 음식이 아니라 전체적인 에너지 양이다. 설탕을 통해서 흡수된 당분이 사용되지 않으면 간에 저장되게 되는데 그 저장량이 계속 축적되면 잉여분이 지방으로 변하고 말기 때문에 비만의 원인이 된다.

따라서 당은 분명히 신체에 없어서는 안될 필요한 영양소이긴 하지만 굳이 설탕으로만 섭취해야 할 만한 것은 아니다. 현대인들은 굳이 설탕을 먹지 않아도 다양한 식품을 통해 탄수화물의 형태로 섭취하고 있기 때문에 충분하다.

단맛을 내는 당은 모두 같은 것이 아니라 어떤 당의 형태로 존재하느냐에 따라 단맛의 정도가 다르다. 단맛이 가장 높은 것은 과당으로서 당도가 173.3이며, 설탕(100), 포도당(74.3), 맥아당(32.5), 유당(16) 순으로 당도가 높다.

1) 당 중에서 가장 단 과당

'과일 설탕'이라고 알려져 있는 과당은 포도당과 함께 식물계에 멀리 분포되어 있는 당분으로 당분 중에서 가장 단맛을 낸다. 과당은 이름만 보면 자연산인 것 같지만 이것은 과일에서 추출되는 것이 아니고 대부분 옥수수를 고도로 정제해서 만든 물질이다. 우리가 먹는 음식 중에서 특히 과당이 많이 들어 있는 것은 꿀과 설탕이다. 꿀에는 포도당과 과당이 반반 존재하는데 포도당은 결정체로, 과당은 액체로 존재한다. 설탕은 소화 과정에서 동일한 양의 포도당과 과당으로 나뉘게 된다.

과당은 일반적인 설탕에 비하여 단맛이 강할 뿐이지 영양학적으로 차이가 없기 때문에 섭취를 해도 별반 차이가 없다. 과당은 과일을 통해 섭취하는 것이 안정적인데 이는 과일 안에는 섬유소가 가득 분포되어 있어서 소화가 천천히 되기 때문에 많은 양의 과당이 몸속으로 급속히 퍼지는 것을 막아준다.

2) 멀리하기에는 너무 가까운 설탕

설탕은 사탕수수나 사탕무우에서 추출한 것으로 당 이외의 영양소를 함유하고 있지 않다. 한때 '설탕이 화학적 공정을 거쳐서 하얗게 표백을 하기 때문에 몸에 유해하다'며 황설탕이나 흑설탕을 먹기도 했지만 이 역시 대단한 차이는 없다.

현대인에게 비만 원인을 지방이라고 하지만 실질적으로는 가공식품에 들어 있는 설탕 섭취량이 크게 늘어났기 때문이라고 할 수 있다. 그렇다고 설탕은 멀리할 수가 없다. 설탕을 먹지 않는다고 해결할 수가 없다. 이유는 설탕은 적은 양으로도 높은 칼로리를 내는데, 섭취한 설탕의 대부분이 간에서 지방으로 전환되어 몸에 축적이 되고 비만을 일으키기 때문이다.

　건강을 위해 권고하는 설탕의 하루 섭취량은 30g이하로 각설탕 10개 정도 분량이 가장 좋지만 우리가 먹는 음식에는 이보다 많은 양의 설탕이 포함되어 있다. 과자와 청량음료 등 가공식품은 맛을 위해 설탕을 지나치게 많이 사용해 영양소가 다양하지 못하면서 적은 양으로 높은 칼로리를 내는 게 대부분이다. 이 식품들은 혈당을 빠르게 높이고 공복감을 줄여 지속적으로 먹으면 혈당관리 시스템에 빨간 신호가 오고 서구형 질병으로 이어질 수 있다.

　특히 음료수는 설탕물이라고 해도 과언이 아닐 정도로 설탕이 많이 들어 있다. 가끔 광고에서 보면 무가당 음료라고 홍보하는 것이 있다. 그러나 무가당이란 당을 첨가하지 않았다는 뜻이지 당이 없다는 것은 아니다. 무가당이라고 소개되어 있는 식품들은 제조·가공 중에 설탕과 같은 당을 인위적으로 첨가하지 않았을 뿐이지 실제로는 단맛이 나게 당분이 높은 과실즙을 넣게 된다. 따라서 무가당 음료는 있을 수 있으나 무당 음료는 없다.

음료수 별 설탕 함유량

식품	함유량	식품	함유량
콜라 1캔	12.9g	사이다	10.3g
뿌요소다 블루베리맛	27.9g	인스턴트 커피	5.8g
바나나우유	14.2g	오렌지주스	10.7g
흰우유	3.56g	초콜렛 1개	8.9g

(출처 : 한국소비자보호원의 조사)

3) 생명의 원동력 포도당

사람과 동물은 포도당 없이 한 순간도 살 수 없다. 포도당은 생물에게는 먹이이자 생명체에게는 에너지원이 된다. 포도당 사슬로 이루어진 셀룰로오스 섬유는 옷과 종이를 만들고, 섬유소 덩어리인 목재는 집과 가구를 제공한다. 의식주에서 포도당이 한 시도 떠날 날이 없다. 우리 몸은 포도당을 이용해 생명 엔진을 가동하지만 공급 조절이 잘 안 되면 큰 피해를 볼 수 있다. 두뇌는 포도당만 이용하는데 포도당이 공급되지 않으면 두뇌 활동이 정지되고 저혈당으로 경련을 일으킨다. 심하면 생명까지 위협한다.

포도당은 과일, 꿀, 채소에 조금씩 함유되어 있으며, 쌀에 가장 많이 들어 있다. 시판용 포도당은 옥수수 전분을 가공한 것이다. 달콤한 포도당은 지구상에 가장 많은 유기 화합물이다. 식물이 탄소 동화 작용으로 만들어 놓은 자연에서 주는 선물이다.

병원에 가면 포도당링거를 주사하는 이유는 감기, 폐결핵, 당뇨등 질병자체가 인체의 에너지와 비타민 등의 영양소를 소모시키는 질환으로 포도당이 필요하기 때문이다. 열이 나면 인체의 에너지가 밖으로 발산이 되는 거구 또 열이 남으로 인해서 수분도 증발해서 탈수에 빠질 수도 있다. 포도당이나 영양제가 직접적으로 감기치료를 하는 건 아니지만 영양을 공급하는데 상당한 도움을 주는 건 맞다. 결국 포도당은 몸의 영양 상태를 최대한 좋게 함으로써 병마와 싸울 힘을 주는 것이다. 또한 병에 걸리면 입맛이 없으니까 잘 안먹게 되기에 포도당을 주기도 한다.

4) 맥아당과 유당

맥아당은 우리 나라에서는 옛날부터 생활 속에서 사용해 왔다. 맥아당은 겉보리로 만든 것이 맛이 좋으며 고구마, 감자, 토란으로도 만들 수 있다. 엿기름은 감주 또는 엿기름을 만들 때 사용하거나 논이나 밭에 뿌려주면 효소의 작용으로 볏짚의 분해가 빨라진다.

5) 유당

유당은 모든 동물의 젖에 함유되어 있다. 동물의 젖에서 단맛이 나는 이유는 유당의 양의 차이에 의해서 결정된다. 유당의 함유량은 물개의 젖에는 0.1%, 고래의 젖에는 1.3%, 소의 젖인 우유에는 4.8% 인데 비해 사람은 모유에는 7.0% 로 유당이 가장 많다. 따라서 이러한 결과로 유추해 보면 사람이나 영장류 등이 머리가 좋은 것은 젖에 유당이 많이 들었기 때문이라고도 할 수 있다. 사람에 따라서는 우유의 유당 때문에 설사를 하는 경우가 있어 유당을 제거한 우유를 출시하기도 한다.

※ 황설탕에 대한 오해

황설탕은 사탕수수에서 바로 정제했기 때문에 갈색을 띤다고 생각하기 쉽다. 또한 황설탕에서 정제한 것이 백설탕이라고 생각한다. 그러나 의외로 백설탕은 설탕의 정제과정에서 처음에 생산되는 것이고 황설탕은 공정의 반복과정 중 백설탕에 열이 가해져서 설탕에 색깔이 생긴 것이다.

백설탕이나 갈색설탕은 모두 원료당을 정제한 설탕이므로 영양학적으로 큰 차이는 없다. 단지 백설탕은 부드럽고 담백한 단맛을 느끼게 하기 때문에 요리용은 물론 커피나 홍차 등 식품의 본래 지닌 맛을 내고 싶을 때 사용한다. 반면에 갈색설탕은 회분 등이 소량 함유되어 특유의 풍미와 단맛을 지니고 있기 때문에 강한 단맛이나 감칠맛과 원료당의 냄새를 내고 싶은 경우에 사용하게 된다.

Chapter 2

달콤한 유혹 캔디

해마다 3월 14일이 되면 남성이 좋아하는 여성에게 사탕을 선물하며 자신의 마음을 고백하는 화이트데이를 준비하느라 바쁘다. 싱글에게는 이보다 더 잔혹할 순 없지만 연인들에게는 사랑을 확인할 기회가 되고 있다.

사탕이 주는 단맛은 인류 역사를 통해 가장 사랑 받았던 맛이고 또한 사랑의 묘약이기도 하였기 때문에 사탕이 선물로 이용되는 것이다. 깨물면 바삭하는 소리와 함께 입안 가득 달콤함이 전해지는 사탕은 동심들에게는 정말 달콤한 유혹을 줄 수밖에 없는 것이다. 지금까지 사탕은 애나 어른이나 꼭 습관처럼 먹는 것으로 하고 있다. 아이는 사탕을 준다면 좋아하고, 성인은 식당에서 나오면서 습관적으로 사탕을 챙긴다.

Candy란 말은 원래 라틴어로 설탕 "Can"과 틀에 넣어 굳힌다는 "Dy"가 결합된 말로써, 설탕을 주된 원료로 한 과자를 말한다. 사탕의 유래를 보면 사탕은 최초 석기시대에 벌집으로 부터 꿀을 먹고 살던 시절 단것에 대한 발견으로부터 시작 되었다고 한다. 그러다 인도에서 만들어진 설탕이 곧 아라비아, 이탈리아인들에 의해 지중해 연안의 여러 나라들로 전파되었고 꿀이 차지하던 자리를 설탕이 대신하게 되었다.

사탕의 제조 방법은 물에 설탕을 녹여 만드는 단순한 방법으로 시작 되었으며. 설탕의 보관 방법을 편하게 하기 위한 수단으로서 사용되어 애용되었다. 녹이는 가열 온도에 의해 딱딱하고, 부드러운 사탕으로 결정 된다. 설탕만으로 만든 것은 캔디라고 하며, 캔디에 과일을 넣은 것이 후르츠 캔디라고 하며, 신맛 과 빛깔 등을 채색한 것을 드롭프스라고 한다.

젤리는 설탕을 넣고 과일을 조려 주머니에 넣어 매달아 놓으면 그 즙이 식으면서 굳어 진 것이다. 머시멜로는 프랑스에서 만들어 진 것으로 머시멜로라는 식물의 뿌리에서 추출한 에센스에 설탕, 꿀, 시럽, 달걀 흰자, 천연 껌(gum)을 넣어 약제를 만든 데서 비롯되었다. 그 후 과자로 발전하여 초기의 약제는 쓰지 않고 물엿, 설탕, 젤라틴, 물, 향 등을 이용하여 만들었지만 이름만은 지금까지 남아 전해지고 있다.

머시멜로가 다른 사탕에 비하여 쫄깃쫄깃한 느낌을 주는 것은 성분 중에서 단백질인 콜라겐을 더운물로 데울 때 얻어지는 유도 단백질 중 하나인 젤라틴 때문이다. 단백질인 콜라겐을 더운물로 데울 때 얻어지는 유도 단백질 중 하나입니다.

머시멜로는 과자로도 활용되지만 천연 고단백질 크림이기에 초코파이에 들어 있는 하얀 크림으로 사용한다.

이집트, 아랍 그리고, 중국에서는 과일과 콩을 사탕에 섞어서 만들기도 했으며 중세에는 설탕의 가격이 비싸 부유한 층에서만 취급 가능한 적도 있었다. 오늘날의 사탕은 산업화의 발전과 더불어 사탕에 과일 원액이나 기타 부가적인 맛을 첨가하였을 뿐만 아니라 기술의 발달에 따라 다양하게 만들어 지고 있다.

설탕·옥수수제품·초콜릿·달걀·과일·견과류·버터·우유·크림 등 70종류 이상의 농산물이 사탕을 만드는 재료로 사용되고 있으며 그에 따라 이름도 다양하게 불리어 지고 있으며, 캔디의 종류만 해도 2,000가지가 넘는다.

사탕은 설탕으로 만들어 진 것이기 때문에 설탕이 주는 피로를 줄여주거나 통증을 진정하는 효과를 가지고 있으며, 사탕은 식품가로 보면 열량이 매우 높은 식품이며, 우유·과일·견과류가 섞일 때 영양가가 더욱 높아진다. 그러나 지나친 설탕의 섭취는 충치의 발생과 비만의 주범이라는 면에서 다이어트 하는 이들에게는 기피 식품이 되기도 한다.

이처럼 사탕은 나름대로 유익한 면도 있지만 우리에게 해를 끼치는 면도 많다. 문제는 다양한 맛과 모양을 가진 사탕은 아이들의 호기심과 입맛을 자극하고 중독성을 갖기 때문에 사탕이 아이들에게 달콤한 유혹을 한다는 것이다.

사람에 따라서 사탕을 달콤한 유혹이기 보다는 어두운 악마의 유혹이라고 한다. 사탕의 공정은 우리가 먹는 아무 영양가가 없는 백설탕에 천연재료를 넣으면 그래도 문제가 안되지만, 화학적 식품첨가물을 넣어 만들기 때문에 문제가 있다는 것이다.

사탕에 들어가는 식품첨가물에는 오직 문제있는 물질로만 이뤄졌다고 해도 과언이 아니라는 것이다. 요즘에는 소비자의 입맛을 유혹하기 위해 사탕을 설탕으로만 만드는 것이 아니라 정제물엿, 유화제, 경화유, 산미료, 조미료, 향료, 색소 등을 넣어 만든다.

이중에서 유화제나 경화유는 말랑말랑한 사탕을 만들기 위해서는 넣는다. 유화제나 경화유는 딱딱한 사탕을 부드럽게 만들기 때문이다. 이 과정이 끝나면 산미료나 조미료 향료 등의 첨가물을 넣고 색소를 쓴다. 그리고 정제물엿은 조청과 같은 당류로 착각하나 영양분이 거의 없는 정제당의 아류일 뿐이다. 결국 사탕에 들어가는 대부분의 식품첨가물과 색소는 생리기능이나 신경 전달 기능, 뇌기능 따위에 장애를 일으킬 가능성이 크다.

따라서 아이들을 건강에서 지키려면 사탕을 먹더라도 천연재료를 넣은 것을 선택해야 하고, 그것도 많이 먹어서는 안된다.

꼼꼼히 챙겨 보면 득이 많은 라면

1960년대 굶주림에 허덕이던 우리 나라 사람들에게 라면은 하나의 배부르게 먹을 수 있는 음식이라는 데서 희망의 식품이었다. 오늘날 라면은 간식으로 주식으로도 손색이 없는 4천만의 보편식으로 자리를 잡았다.

라면이 지금처럼 사랑을 받게 된 것은 오래되지 않았다. 라면의 유래는 원래 면요리가 많았던 중국에서 유래되었다는 말이 있으나 그것보다는 중국식 국수를 개량하여 조리하기 쉽게 만든 것이 인스턴트 라면이다. 인스턴트 라면의 역사는 일본 오사카에서 안도 모모후쿠라는 사람이 튀김요리의 공정을 유심히 지켜보다 면을 증숙시킨 후 기름에 튀긴 것이 오늘날의 라면이 된 것이다. 그후 창립한 회사인 닛신식품이 1958년 8월 25일 '치킨라면'을 대량 생산하면서 시작되었다. 당시만 해도 놀라운 2분 만에 하는 요리라는 컨셉으로 순식간에 소비자 입맛을 사로잡고 가정의 식탁을 점령해 버렸다.

라면이 우리나라에 들어온 것은 일본이 라면을 만들기 시작한 1958년 보다 5년 후인 1963년 이다. 지금의 삼양식품의 회장이었던 전중윤은 어느 날 남대문 시장에 갔다가 사람들이 꿀꿀이죽을 사먹으려고 줄서있는 것을 보고 국내의 식량 자급문제 해결이 시급하다고 판단하여, 평소 일본을 드나들며 자주 보았던 편리하고 쉽게 먹을 있는 라면을 생산하기 위하여, 일본에서 라면 제조 기계를 수입해왔다. 그래서 만들어 진 것이 바로 우리나라 최초의 삼양라면이었다.

라면이 처음 생산되었을 때는 곡식위주의 생활을 하던 우리나라 사람들은 '면'을 무슨 섬유나 실의 명칭으로 오인하여 구입하려 하지 않으려고 했다. 아무리 광고를 하여도 판매가 되지 않자 삼양식품은 캠페인 성격의 직접 시식을 실시하였다. 처음에는 생소하여 꺼려하던 사람들도 직접 맛을 보고는 라면이라는 새로운 맛의 매력에 빠져 초창기의 매출액 대비 무려 300배에 달하는 경이적인 성장을 하게 되었다. 농심은 창업초기인 65년 9월 롯데라면을 처음으로 출시하면서 본격적인 한국 라면의 역사를 열었다. 그 후 신규업체가 늘어나면서 야쿠르트, 오뚜기, 빙그레 등 많은 업체에서 라면이 생산하였다.

현재 국내 1인당 1년간 라면 소비량 97년 우리나라 사람 한 명이 먹은 라면은 약 84개이며, 총 라면소비량은 38억 개였다. 2005년 우리나라 사람 한 명이 먹은 라면은 약 74개로 세계에서는 5위를 차지하고, 의외로 중국이 세계에서 가장 많은 소비를 하고 있다.

우리가 라면의 소비량이 줄어든 반면에 1988년 서울올림픽을 계기로 우리나라에 찾아온 관광객에 알려져 라면의 종주국 일본 시장에서도 인기가 높을 뿐만 아니라 전세계 시장의 60-70%를 차지할 정도로 세계인의 입맛을 사로잡고 있다.

1989년 11월 라면을 튀길 때 사용하는 기름은 정제 우지를 사용해야 하나 공업용우지를 사용하였다고 하여 '우지파동'을 겪었다. 나중에 공업용우지를 사용했다는 것에 대해 무혐의 판정을 받았지만 한번 충격을 받은 소비자들의 인식은 쉽게 바뀌지 않았다. 식품회사에서도 그 후 문제가 없었지만 소비자들의 인식을 바꾸기 위하여 유해하지 않은 우지를 사용하지 않고 팜유나 식용유를 사용하여 면을 튀겨 내고 있을 뿐만 아니라 아예 기름을 전혀 사용하지 않고 면발을 건조시켜 만든 건면을 출하하고 있다.

농심의 '신라면' 같은 경우 종주국 일본 시장에서도 인기가 높을 뿐만 아니라 전세계 시장에서도 소비량이 늘어가면서 국위를 선양하고 있다. 2005년 12월 KBS- 2TV의 "뉴스타임"에 라면만 먹고 사는 박병구 노인이 등장하여 30년 동안 라면만 먹어도 건강에 이상이 없다고 함에 따라 라면을 매일 먹어도 문제가 없다고 주장하는 사람도 나타났고, 라면을 예찬하거나 라면 요리를 연구하는 사람들의 모임도 여러 개가 생겨나고 있다. 이를 계기로 지금까지 라면에 가졌던 라면에 대한 고정관념을 깨볼 필요가 있다.

● 라면 가격에 대한 가치

우리가 한끼 식사를 하는데 라면처럼 저렴한 것도 없다. 자장면 한 그릇에 5,000원 정도하는 데 비해 라면은 800원 정도로 한끼를 해결

할 수 있는 식품이다. 일반적으로 싼 게 비지떡이라는 생각에 라면도 아주 싸구려 원료만 사용한 것으로 인식되어 있는 데 속내를 들여다보면 전혀 그렇지 않다. 가격이 저렴한 이유는 완전자동화 시스템에 의하여 대량생산 체제 방식의 박리다매에 의한 것이다. 우리나라에서 한 해 약 36억개 정도의 라면이 생산되기 때문에 어떠한 가공식품보다 저렴한 가격을 유지할 수 있는 것이다.

이런 점에서 볼 때 라면은 예전의 값싸게 한끼 때우는 식품이 아니라 우리의 식생활과 떼어 놓을 수 없는 식문화의 일부이며 가격이 저렴하다고 무조건 싼게 비지떡이 아니겠느냐는 선입관만 가지고 보는 것은 현명하지 못한 것 같다.

● 스프의 비밀

소비자들은 라면의 문제점 중에서 스프를 꼽고 있는데 스프에는 붉은색 가루로 되어 있어 인공조미료 덩어리로만 생각하고 있다. 그러나 실제로 스프에는 인공조미료를 전혀 넣지 않고 천연의 동식물성의 다양한 원료를 추출하여 수분을 증발시켜 분말화한 것이다. 또한 최근에 논란이 되고 있는 화학조미료(MSG)는 소비자들의 건강을 의식해 천연조미료로 완전 대체하였다.

스프의 조리원리는 우리가 국을 끓이듯이 다양한 재료와 고춧가루 등 갖은 양념을 넣고 푹 고은 후 건더기만 남게 건조한 것이 라면의 스프로 여기에 물을 부으면 다시 그 맛이 되살아나는 원리이다. 이와 같이 첨단의 과학기술을 사용하여 원료의 맛과 성분을 그대로 살리면서 가공하여 소비자들의 건강을 고려하였다.

● 라면에 대한 영양

라면 1봉지의 열량은 라면의 종류에 따라 다르지만 보통 500kcal 정도다. 보통 성인 하루 칼로리 섭취량(약 2,000 ~ 2,400kcal 정도)과 비교해 보면 약 20~25% 정도의 열량을 가지고 있는 셈이다.

2006년에 세계적인 식품회사인 일본 닛신식품 중앙연구소는 한국에서 가장 잘 팔리는 신라면과 김치를 함께 먹었을 때 영양성분 분석결과를 발표했다. 분석방법은 라면 1개와 김치 100g를 함께 먹었을 때 섭취되는 3대 영양소의 적정비율(PFC비율/ P: 단백질, F: 지방, C: 탄수화물)과 무기질, 비타민 등의 1일 소요량의 충족률을 각각 분석하였다. 그 결과 라면과 김치의 영양적 우수성을 객관적 데이터를 통해 확인할 수 있었다.

영양학적으로 보면 적정한 PFC 비율은 1일 필요 칼로리량 중 단백질 13%, 지방 25%, 탄수화물이 62%이다. 라면만 먹었을 경우 PFC 비율은 단백질 8.6%, 지방 29.6%, 탄수화물 61.8%로서 이상적인 PFC비율과 매우 유사하며, 개당 511Kcal로서 1일 섭취소요량의 약 20%에 해당된다.

더욱 재미있는 사실은 한국인이 즐기는 김치와 함께 섭취했을 때 영양소 균형이 더욱 조화를 이룬다는 것이다. 예를 들어 라면 1개와 김치 100g 을 섭취했을 때 PFC 비율은 단백질 9.6%, 지방 28.3%, 탄수화물 62.0%이며 무기질, 비타민, 식이섬유까지 골고루 섭취하게 될 뿐만 아니라 1일 섭취소요량의 21%에 해당하는 칼로리가 제공된다. 즉 일반적으로 라면을 먹을 때 김치가 주로 곁들여진다고 보면 다른 식품에 비해 라면은 영양밸런스가 매우 잘 갖춰진 완전식품에 가깝다는 것이 보다 과학적으로 검증된 것이다.

● 라면의 안전성

소비자들은 라면의 원료인 밀가루가 오랫동안 배를 통해 수송하기 때문에 방부제 처리가 되어 있거나 생산된 라면을 보관하기 위해 방부제가 들어있을 것이라고 생각하는 사람이 많은 데 실상은 전혀 들어있지 않다.

일반적으로 미생물은 적당한 온도와 수분, 그리고 영양소등 3가지가 충족되어야만 생육할 수가 있다. 수분의 경우 최소한 12%이상이어야 하지만 라면의 경우 수분 함량이 4~6%가 되기 때문에 미생물의 생육이 어려울 뿐더러 라면을 제조할 때 열을 이용하여 조리 하므로 자연적인 살균효과가 있는 것이다.

특히 기름에 튀기는 라면인 경우 유통 중에 산패를 걱정하지만 비타민이나 토코페롤 및 쌀이나 녹차 추출물 등 천연의 항산화제를 사용하여 산패를 방지하고 있다.

● 라면의 진화

몇 년 전까지만 하여도 라면의 신제품은 다양한 맛 위주로 개발되었으나 최근에는 소비자들의 웰빙 트렌드에 맞추어 신제품이 출시되고 있다. 즉 칼로리를 걱정하는 사람들을 위해 튀기지 않고 건조한 건면, 그리고 면을 녹두로 만든 라면이 있으며, 무·파·마늘을 넣은 무파마라면, 녹차를 넣은 녹차라면이 나왔다. 이외에도 라면에도 다양한 기능성 원료를 첨가하여 건강식 개념의 기능성 라면을 출시하여 소비자들의 고급화된 입맛에 맞추려고 최대한 노력하고 있다.

※ 바람에 말린 국수 건면

우리나라의 주식은 당연히 쌀이라고 할 수 있지만 예부터 밀가루 음식을 선호한 것도 사실이다. 그 중 국수는 밥 대신 한끼의 식사를 대신하는 의미 이외에 여러 의식에 사용된 특별식이었다. 결혼식 때 먹는 잔치국수는 부부의 금슬이 국수처럼 얽혀 잘 살라는 의미가 있고 어른의 생신이나 아이 돌잔치에 국수를 선물하는 것은 무병장수를 기원하는 뜻이기도 하다. 국수라는 어원은 바로 뽑은 면을 국물에 담갔다가 손으로 건지기 때문이라는 설이 있지만 확실치 않다.

예전에는 국수를 뽑는 집이 동네마다 하나씩 있어 길게 뺀 국수를 가는 대나무에 걸쳐 동네 골목에 길게 널어놓은 풍경을 쉽게 볼 수 있었다. 일반적으로 국수는 열풍 등으로 강제로 건조하면 면발의 탄력이 떨어지고 쉽게 끊어지기에 자연 바람으로 천천히 건조하는 것이 가장 품질이 좋다.

최근 우리의 전통 국수처럼 튀기지 않고 면발을 건조시킨 국수형태의 제품이 출시되었는데 그것이 바로 '건면세대'라는 것이다. 건면은 기름에 튀기지 않아 칼로리가 낮을 뿐 아니라 면발이 쫄깃할 뿐만 아니라 건강을 생각하여 전통적인 찌개와 국의 맛을 그대로 재현한 김치맛, 소고기 장국 맛, 청국장맛 등으로 출시되고 있다. 건강을 걱정하는 주부의 자녀 건강식으로도 딱 맞는 제품으로 생각된다.

※ 왜 라면은 꼬불꼬불할까?

면이 꼬불꼬불해야 좁은 공간에 많은 부피의 면발을 담을 수 있으며, 튀김공정에서 빠른 시간에 많은 기름을 흡수하여 튀겨지도록 수분 증발을 도울 수 있는 공간이 필요하기 때문이다. 또한 조리시에 뜨거운 물이 닿는 면적이 많아져 조리시간을 보다 짧게 해준다.

Chapter 4

한번쯤 생각하고 씹어야 할 껌

원래 껌은 원래 그리스 여인들이 풀 같은 것을 질겅질겅 씹으며 거기서 나오는 향기를 즐긴 데서 찾아볼 수 있다. 또 멕시코 원주민들은 고대 마야시대부터 긴장감을 느낄 때 치클을 씹으며 마음을 안정시켰다고 한다. 치클은 멕시코 유카탄 지역에서 자라는 사포딜라 나무의 수액에서 추출되는 것으로 1866년 멕시코의 독재자 산타 안나가 미국에 망명할 때 이 치클을 챙겨 가면서 세상에 알려졌다. 미국에서 치클을 뜨거운 물속에 넣어 부드럽게한 다음 손으로 동글게 만들어서 약국에 판매한 것이 츄잉껌(chewing gum ; 삼키지 않고 씹기만 하는 고무과자)의 원조가 되었다.

풍선껌은 1928년 회계사인 월터 다이머에 의해 최초로 개발되었으며, 분홍색 색소와 풍선막을 좋게 하기 위해 송진을 첨가하여 만들어졌다. 풍선껌은 그 당시 대단한 인기를 모아 껌의 대중화에 지대한 공헌을 하였다. 제2차 세계대전이 일어나기전 츄잉껌과 풍선껌은 오직 미국에서 생산되었으며 미군들에 의해 유럽 및 세계 각국에 전파되어 대중화 되었다.

2차 대전 중 군인 한 사람당 일 년에 3천 개의 껌을 씹은 것으로 집계되었고, 오늘날도 미군의 야전 식량과 전투 식량으로 쓰이며 군인의 껌 소비량이 일반인의 다섯 배에 달한다.

우리 나라에 껌이 들어온 것은 한국전쟁 무렵 연합군이 들어오면서 대중화되기 시작했고, 해태 제과에서 처음으로 풍선껌을 만들어 선보였다. 껌은 긴장을 완화하고 집중력을 높이는 데도 유효하다. 그래서 군인들이나 시합을 앞둔 운동선수들에게 인기가 높다. 한 연구에 의하면 씹는 행위가 치매 예방에 유익하다고 한다.

껌을 만드는 방법은 우선 베이스 성분을 녹여 여과하고 여기에 당분, 포도당 시럽, 향료, 색소 등의 성분을 물렁물렁한 상태가 유지될 정도의 온도에서 천천히 녹인다. 밀가루 반죽처럼 되면 이를 혼합기로 잘 섞은 후 성형기를 통해 평평하게 만들거나 압착해 둥글게 만들거나, 또는 당을 씌우는 방법으로 형태를 만들어 진다. 적합한 형태로 만들어진 껌은 48시간 동안 건조된 후 검사 과정을 거치고 포장돼 판매된다. 문제는 껌에 대한 논란이다.

껌속에 들어 있는 정제당은 99.7%의 고순도의 당으로 당분만 있어 몸에 들어가면 즉시 혈당수치를 높인다. 이러한 문제를 해결하기 위해 정제당이 들어 있는 껌을 대신해 자일리톨껌이 인기를 모으고 있다. 자일리톨껌에는 당분 대신 칼로리도 거의 없는 솔비톨이라는 것이 들어 있는데, 이것은 충치유발을 하지 않으면서도 단맛을 내게 하는 역할을 한다.

껌에 사용되는 모든 원료는 FDA, 한국식품첨가물 공전 등 식품의 안전성과 유해여부를 검증하는 기관에서 인증된 식품첨가물만을 사용하고 있기는 하지만 일반인들이 우려하고 있는 부분이다.

또 한가지 걱정되는 것은 껌을 천연치클로만 사용하게 되면 이에 붙기 때문에 이런 천연치클의 단점을 보완하기 위해 합성수지를 넣어 같이 배합한다. 합성수지가 사람의 건강에 대한 문제를 일으킨다고 보는 견해가 많다. 그러나 합성수지는 치과에서 레진으로도 쓰이며, 유아용 젖꼭지에도 쓰이고 있기 때문에 안전하다고 한다.

이처럼 껌에는 여러 가지 식품첨가물과 합성수지가 들어가는데 지금까지는 문제가 없다고는 하지만 한번쯤 고민을 하면서 먹어야 할 것이다.

득보다 실이 많은 탄산음료

옛날의 어머니들은 어린 자식들이 소풍을 가게 되며 으레 정성스럽게 싼 김밥과 계란과 탄산음료를 챙겨주어 소풍을 그리워하게 하였다. 또한 식사 후에 속이 거북하게 되면 탄산음료를 마시게 했다. 현재도 더운 여름이면 누구나 입을 톡 쏘는 시원하게 냉장된 음료수를 그리워하게 된다.

탄산음료는 소다수라고 하며, 이산화탄소를 함유하는 청량음료의 모든 것을 말한다. 가 세상에 태어난 것은 영국 화학의 아버지라고 불리는 조셉 프리스틀 리가 독일로부터 비싸게 수입되던 광천수를 먹으며 비싼 광천수를 만들어 보겠다는 노력에 의해 맥주가 발효될 때 나오는 이산화탄소를 모아 물에 녹여 마침내 소다수를 만들었다. 그후 맥주에서 얻은 이산화탄소 대신 석회석에 산을 넣어 이산화탄소를 얻는 방법을 알아내어 지금과 같은 탄산음료가 태어났다. 당시 탄산음료의 인기가 날로 높아 가면서 음료수로는 물론, 괴혈병 치료약으로도 쓰이기도 했다. 그 뒤 탄산음료에 과일 향료를 첨가하는 등 계속 발전되어, 액상과당, 탄산가스, 인산, 향료로 만들어 진다. 결국 지금의 콜라, 사이다, 레모네이드 같은 청량음료가 나오게 된 것이다.

처음에는 병에 탄산음료를 담아서 판매를 하였으나 점차 기술의 발전에 의해 캔으로 바뀌어 갔다. 그러나 탄산음료의 폭발적인 수요 증가와 함께 이에 대한 건강상의 안전에 대해서 꾸준히 논란이 일고 있다.

호주 의학팀에 의해 탄산음료가 당분이 많기 때문에 심장 질환과 당뇨병을 유발시키는 위험하다는 연구 결과를 발표한 이후 많은 전문가들이 탄산음료 및 다이어트 음료 섭취에 대한 대대적인 경고를 하고 나섰다.

하루 평균 1개 이상의 탄산음료를 섭취하는 성인의 경우 그렇지 않은 사람에 비해 약 50퍼센트 가량 높게 신진대사 증후군 발병 위험이 있는 것으로 나타났으며 특히 복부 비만, 콜레스테롤 수치, 고혈압, 그리고 각종 혈관 지환으로 인해 발생하는 부작용으로 인해 건강에 큰 손상을 입을 수 있다고 경고했다.

뿐만 아니라 인산 성분이 아이들의 정신건강까지 위협하는 물질이라고 하기도 하고, 치과의사들은 사기질은 탄산음료의 산 때문에 곧바로 상하거나 충치를 일으키는 무탄스균이 당분을 먹은 뒤 배출한 산 때문에 상한다고 경고한다. 따라서 인산을 과잉섭취하면 몸에 필요한 칼슘 철분 아연 등이 몸안에 흡수되지 않고 빠져나가며 아이들은 공격적으로 되고 집중력이 떨어진다는 연구결과도 있다.

이러한 논란 때문에 우리나라에서도 2007년 교육인적자원부는 탄산음료, 라면, 튀김류 등을 비만유발 식품으로 규정하고 올 12월까지 학교 내 탄산음료 등의 판매를 제한하기로 했다. 외국의 경우 미국 캘리포니아주는 2005년부터 모든 공립학교의 자판기에서 탄산음료 판매를 금지하고 있으며, 일리노이주 교육위원회도 지난해부터 초·중학교에서 탄산음료 등의 판매를 금지하는 조례를 통과시켰다. 영국은 지난해부터 학교에서 탄산음료의 판매를 규제하고 있다.

※ 콜라

콜라의 대부분의 성분은 끊임없이 비판을 받아왔지만 전세계의 젊은이들은 여전히 콜라를 즐기고 있다. 심지어는 콜라에 밥을 말아 먹을 정도로 콜라 매니아도 생겨났다. 콜라병의 성분을 보면 화학물질을 합쳐 놓은 것이라는 것을 알 수 있다. 콜라에는 천연성분은 거의 없으며, 주성분은 설탕(또는 인공 감미료, 최근 다이어트 콜라에는 아스파탐이 많이 사용됨), 인산, 라임주스, 바닐라 에센스가 그것이다. 콜라의 상큼한 맛은 원래는 시트르산(구연산; 감귤류 과일에 많이 함유) 때문이었으나 뒤에 더 값싼 인산으로 대치되었다. 그중 향료혼합물의 성분은 코카콜라가 생길 때부터 비밀로 되어 있다.

한국의 대표 음식 삼겹살

현재 우리나라에서 돼지고기 판매량의 약 80%가 삼겹살이라는 점을 들어 한국을 대표하는 음식은 불고기라는 것에 반대하고 단연 삼겹살이라고 주장하는 사람이 늘고 있다. 실제로도 주변 식당을 둘러보면 삼겹살을 거의 대부분 팔고 있다. 식당 어디를 가도 소주 안주로 꼭 선택하는 것이 삼겹살이었던 것이 이제는 가족의 건강식이 되었다.

대한양돈협회는 '삼겹살 말고 다른 부위도 먹자는 광고 캠페인을 지속적으로 펼쳐오고 있지만 삼겹살 소비는 더욱 늘고만 있다. 고기별로 1인당 평균 소비량을 보면 쇠고기가 6.8㎏이고, 닭고기가 8.0㎏이고, 삼겹살 소비량은 9㎏로 가장 높다.

우리가 삼겹살을 먹게 된 것은 그리 오래되지 않았다. 한국 음식에서 양념을 하지 않은 고기를 불에 직접 구워먹는 것은 적어도 선호되는 조리법이 아니었다. 삼겹살이 지금과 같이 인기를 얻게 된 것은 1960년대 소주 값이 떨어지면서 그에 어울리는 안주로 값싼 돼지고기를 구워먹게 되었다거나, 탄광에서 분진을 많이 마시는 광부들이 목의 분진을 삼겹살의 기름기를 통해 걷어내고자 먹기 시작했다고 한다. 이처럼 돼지고기를 먹기 시작했던 시점이 먹고 살기 어려운 시절에 비교적 가격이 저렴한 돼지고기를 선택하게 했고, 사회적으로 가난했던 계층들이 노동 후에 소주한잔과 삼겹살을 먹게 되었다. 삼겹살이 목이나 폐의 건강에 좋다는 이야기가 퍼지면서 급속하게 확산된 것만큼은 확실하다. 결국 삼겹살이 한국의 음식문화에 본격적으로 등장한 것을 돌이켜보면 기껏해야 1990년대 이후, 즉 15여년밖에 되지 않은 것이다.

한국은 세계에서 삼겹살을 가장 많이 수입하는 나라로 현재 16개국에서 수입하고 있다. 문제는 돼지 한 마리에서 나오는 삼겹살은 뱃살 부분으로 돼지 한 마리를 잡으면 전체 고기량 중에서 약 10% 정도이기 밖에 안되기 때문에 다른 부위는 찾지 않아 찬밥신세가 되고 있다는 것이다. 돼지 축산 농가는 삼겹살이 아닌 나머지 부위는 헐값에 넘겨야 하기에 갈수록 울상이 되고 있다. 더구나 저가의 외국산 삼겹살 수입이 늘어 국산 돼지고기의 기타 부위 판매는 더욱 감소하고 있다. 이를 반영이라도 하듯 농수산물유통공사와 한국육류유통수출입협회에 따르면 삼겹살 수입액은 지난해보다 수입량이 77%나 증가했다고 한다.

이렇게 많은 양을 외국에서 수입하다 보니 국산 돼지의 삼겹살은 찾아보기 어려울 뿐만 아니라 원산지 속이고 일부에서는 국내산인 것처럼 값을 받고 있다고 한다. 뿐만 아니라 그래도 삼겹살이 부족하다 보니 최근에는 돼지 앞다리나 뒷다리, 머리고기 등 다른 부위를 비계와 함께 섞은 '가짜 삼겹살'또는 값싼 수입 냉동 삼겹살이 판매된다는 보도까지 있었다.

삼겹살 가격 또한 천차만별이다. 조선일보 취재팀이 서울 강남, 신촌, 대학로, 왕십리 지역의 고깃집을 대상으로 삼겹살 1인분 가격을 취재한 결과 최저가 1500원, 최고가 9000원으로 가격차가 6배 정도 나는 것으로 나타났다. 어떻게 이런 일이 생길까? 양돈업자들은 손익분기를 고려했을 때, 1인분에 7000원 이하로 팔리는 삼겹살은 90% 이상 수입산이라고 말한다. 또한 1인분에 2500원 안팎의 초저가 삼겹살은 가능하지 않다고 한다. 정상 가격으로는 도저히 이윤이 남지 않기 때문에 가짜 삼겹살일 가능성이 높다는 것이 업계의 설명이기도 하다.

삼겹살을 선호하는 이유는?

삼겹살의 맛을 분해해보면 다른 돼지고기의 부위에 비하여 특별한 맛 성분이 포함되어 있지 않고 비슷하다는 것이다. 다만, 삼겹살은 다른 부위에 비하여 지방 성분이 많은데 전체 성분의 28.4%가 지방이다. 삼겹살의 지방이 많다는 것은 퍽퍽한 돼지고기의 씹는 맛을 고소하고 부드럽게 하고, 쉽게 넘어가게 해주는 역할을 수행하기 때문에 삼겹살을 찾는 이유가 된다.

또한 지방 함량이 삼겹살 특유의 맛과 향을 극대화시킨다. 삼겹살을 가열하면 지방과 단백질에서 휘발성 물질이 생겨 고소한 향이 되어 우리의 입맛을 돋운다는 것이다. 뿐만 아니라 우리나라의 쌈 문화에 돼지고기는 상추, 깻잎 그리고 소금, 기름장 등과 함께 싸 먹을 수 잇다는 것 때문에 문화적으로도 친근하기 때문이라고도 한다. 요즘에는 불포화지방산이 포함되어 있다고 해서 다이어트음식으로 알려지면서 더욱 사랑을 받고 있다.

국내산과 수입산 삼겹살 구분방법

국산 삼겹살	수입 삼겹살
고기는 선명한 붉은 색	고기는 어두운 붉은 색
지방은 흰색	지방은 회색
구우면 지방이 액체 상태로 분리	구우면 지방이 흰색으로 응고
지방층이 두껍고 등심이 붙어 있음	지방층이 얇고 등심이 붙어 있지 않음
면이 고르지 않다.	면이 고르다.

(자료 : 국립농산물품질관리원)

돼지고기 부위별 용도

부위	용도	부위	용도
항정	조림	등심살	편육, 구이
세겹살	조림, 편육	채끝살	튀김
뒷다리	구이 갈비	갈비	구이, 찜
머리	편육	족	찜, 족편

신선한 육류 선별 방법

● 신선한 것은 색깔이 곱고 습기가 있다(쇠고기는 광택있는 선적갈색, 돼지고기는 담홍색).

● 손으로 눌렀을 때 탄력성이 있는 것이 좋다.

● 오래되면 암갈색으로 되고 점차 건조해지면서 썩기 시작하면 녹

색으로 되고 점액이 나오며 암모니아 냄새가 난다.

- 병에 걸려 죽은 소와 돼지는 피를 많이 함유하여 냄새가 나고 진한 색을 띤다.

- 고기를 얇게 잘라서 투명하게 비쳤을 때 반점이 있는 것은 기생충이 있는 경우가 많다.

Chapter
7

끝없는 논쟁 쇠고기 원산지

손범수 아나운서가 출연하는 한우광고 장면을 보면 한우를 먹고 싶다면 '이 고기 국내산 맞아요?'라고 물으면 안됩니다. '이 고기 한우 맞습니까?'라고 물어야 합니다.'라는 광고가 있다. 이는 그 만큼 우리 주변에서 한우를 찾기가 어렵다는 것을 반증하는 것이기에 씁쓸함을 지울 수가 없다. 국내산 쇠고기에는 한우를 비롯해 젖쇠고기, 6개월 이상 국내에서 사육된 수입 생우에서 생산된 육우고기를 포함하기 때문이다. 결국 우리가 한우라고 믿고 먹는 쇠고기의 상당수는 젖을 더 이상 짤 수 없는 비육우인 젖쇠고기이며, 송아지를 외국에서 데려와 사육된 고기이거나, 100% 외국에서 수입된 쇠고기라는 것이다.

실제로 한국한우협회 유통감시단의 활동자료에 따르면 2007년 1·4분기 전국 2408개 정육점을 대상으로 조사한 결과 590개 업소는 등급 판정서를 비치하지 않았고, 182개 업소는 아예 원산지 표시를 하지 않았다. 또 한우·육우 등 소의 축종을 표시하지 않은 곳은 132개 업소,

등급 표시가 없는 업소도 285곳에 달했다. 그리고 젖소 고기를 한우로 표시해 파는 업소도 적발되었다. 또한 한우고기로 유명한 식당 중에서도 수입고기를 섞어 파는 곳이 있다는 이야기가 공공연하게 떠 돌고 있다. 한우의 생산량을 보면 쇠고기 시장에서 한우가 차지하는 비율은 30% 정도에 불과하기 때문에 시장에 나온 쇠고기 중 70%는 한우가 아니라는 말이다.

한우와 수입쇠고기는 어떤 차이가 있을까?

실제로 한우와 수입쇠고기는 전문가가 아니면 쇠고기 색깔이나 부위별 특징으로 만은 구별하기 어렵다고 한다. 두 고기를 앞에 놓고 하나씩 맛보아도 전문가가 아니면 웬만해서는 맛의 차이를 구분하기도 힘들다. 더욱이 수입쇠고기의 냉동육이나 냉장육도 맛의 달인이 아니면 구분하기가 어렵다.

한 연구 결과를 보면 한우는 외국산에 비해 맛을 좋게 하는 올레인산 함유량이 높다는 연구가 있는데 이는 우리나라 사람 입맛에 익숙하다는 점이 차이라고 할 수 있다. 반대로 외국인들에게는 한우고기가 별로 맛이 없고 현지의 소가 맛있는 이유와 같다.

한국과 일본은 마블링(Marbling) 정도가 높은 고기를 선호하는 경향이 다른 나라에 비해 유난히 강한 것으로 알려져 있다. 국내에서는 쇠고기 육질등급은 고기의 질을 근내지방도(Marbling), 육색, 지방색, 조직감, 성숙도에 따라 1+, 1, 2, 3등급과 등외등급인 D등급으로 판정한다. 이는 소비자가 고기를 선택하는 기준이자 가격이 매겨지는 근거가 된다. 일반적으로 근내지방도(Marbling)가 좋은 고기는 고기가 입안에서 부드럽게 녹아드는 육질을 선호하고 값 또한 비싸다.

근내지방도가 높은 쇠고기가 맛있다는 입맛에 맛을 들인 우리는 한우를 고집하는 이유로 소를 가두거나 최소한의 운동을 시키고 사료를 먹이기 때문에 살이 연하고 지방이 많아지는 것이라고 한다. 반면에 수입쇠고기는 광할한 방목을 해서 키우므로 소의 운동량이 많아지게 되어 고기가 질기고 풀만 먹고 자라니 육질에 배어있는 담백함과 고소한맛이 강한 풀냄새로 인해 싱겁거나 담백한 맛을 덜 느끼게 된다고 한다. 그래서 유별난 한국 사람의 입맛에 맞추기 위해서 호주와 뉴질랜드에서는 목초지대에 소를 방목해 키우다 곡물을 먹여 생산하여 수출하기까지도 한다. 저자가 미국의 캘리포니아를 방문했을 때 한국의 입맛에 맞추기 위해서 한우의 종자를 가져다 한국식으로 생산하고 있는 것도 보았다.

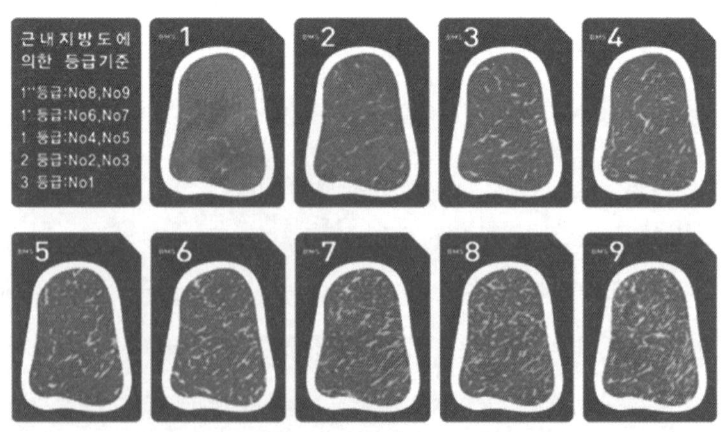

출처 축산물등급판정소

수입쇠고기는 맛이 없는 것일까?

한우보다 수입쇠고기가 맛있다고 역설적으로 말하는 사람도 있다. 그것은 바로 한우는 가두어 두고 사료만 먹이기 때문에 스트레스를 받아 고기의 질이 떨어지며, 근내지방도가 높아 그 만큼 고기에 지방이 많아 각종 성인병의 원인이라는 것이다. 반면에 미국이나 호주처럼 소를 초원에서 방목하면서 자연에서 자라는 풀을 먹고 자라기 때문에 육질이나 맛이 우수 할 수밖에 없다고 한다.

실제로 한국 내에 있는 호텔 레스토랑이나 패밀리 식당에서는 수입쇠고기를 사용하고 있지만 사람들이 선호하고 있는 것을 볼 수 있다. 이처럼 한우가 맛있느냐 수입쇠고기가 맛있느냐는 사람들의 익숙해진 입맛에 차이지 쇠고기 자체의 맛의 차이라고 보기 어렵다.

국내에 수입된 쇠고기라고 해도 구매할 때 쇠고기의 품질등급을 보고 사면 맛있는 쇠고기를 살 수 있다. 쇠고기 품질등급은 국가별 소비성향에 따라 적용기준이 달라 비교가 어려웁다. 예를 들면 미국은 거세·경산 여부 및 성숙도 등 소의 분류체계별로 등급을 부여하고, 호주는 별도의 품질평가 없이 소의 성숙도만을 기준으로 등급을 분류하고 있다.

요즘 미국산 쇠고기가 시장에서 많이 팔리고 있기 때문에 미국에서의 쇠고기 품질등급을 보면 최고급 상등육(prime), 고급상등육(choice), 중상등육(select), 중등육(standard), 하등육(commercial), 저등육(utility), 식품가공육(cutter) 등 7등급으로 나누고 있다. 이중에서 프리미엄 등급이나 초이스 등급은 육질이나 맛이 우수하다. 특히 프리미엄 등급은 미국에서 나오는 쇠고기의 3% 정도로 우리나라에 냉장육으로 수출되고 있다.

따라서 수입쇠고기를 구매할 때는 쇠고기의 품질등급표시를 보고 높은 등급으로 구매하면 맛있는 고기를 구매할 수 있으며, 맛있는 쇠고기는 구울 때 소금이나 후추로 간단하게 간을 해도 맛있는 요리가 된다.

쇠고기는 바로 잡은 것이 맛있을까?

원래 쇠고기는 소를 도살해서 식탁에 오르기까지는 무척이나 많은 유통과정을 거치게 된다. 육류는 바로 도살하게 되면 죽은 후 몸이 굳는 사후강직이라는 것이 있기에 바로 먹으면 오히려 고기의 맛이 떨어진다. 따라서 충분한 숙성이 필요한데 숙성이란 도축 후 시간이 지남에 따라 근육의 효소가 적육의 근섬유를 약화시키고 파괴함에 따라 고기는 점차적으로 연해지게 되는데 이같이 도축 후 경직된 근육이 부드럽게 되는 과정을 말한다. 일반적으로 숙성은 보통 냉장 온도에서는 10-17일 정도 지나면 고기가 맛있어지고, 온도가 낮을수록 오랜 시간이 필요하다.

즐거움과 고통을 동시에 주는
꿀과 로열제리

우리나라 사람들은 꿀을 보약이라고 생각해서 꿀이 없는 집은 없을 정도로 많이 보유하고 있다. 그래서 먹거리가 많지 않았던 예전에는 명절이 되면 손꼽히는 선물 중에 하나였다. 그러나 정작 꿀에 대한 신뢰도가 높은 만큼, 정작 꿀에 대해서 정확히 알지도 못하며, 꿀을 제대로 활용하는 집도 드물다.

벌꿀은 오랜 옛날에 자연에서 얻은 인류 최초의 식품으로 그리스 신들의 식량이었다고 하며, 로마인은 꿀을 하늘에서 내리는 이슬로 여겼다고 한다. 사람들이 꿀을 먹는 이유는 피로회복, 정력증진, 식욕증진, 유아의 발육촉진, 혈압 정상화 등에 좋다고 생각하기 때문이다. 꿀을 1kg 만들려면 벌이 약 560만 송이의 꿀을 찾아 다녀야 한다고 하니 진짜 꿀이 귀한 이유도 알 만하다. 그래서 그런지 시판되고 있는 꿀에 가짜가 많다는 뉴스가 보도되고 있다. 꽃이 열리지 않는 시기에는 벌에게 설탕을 녹여서 공급한다니 한심하고도 무서운 일이다.

꿀은 오래전부터 보약재로 써왔다. 꿀의 주성분인 포도당과 과당은 모두 그 이상 더 분해될 필요가 없는 단당류이기 때문에 위장에 부담을 주지 않고 흡수가 빨라서 좋은 음식이다. 그래서 피곤할 때는 꿀물을 타서 마시면 피로회복제로는 제일이다. 꿀은 생꿀을 그냥 먹기도 하기도 하고 끓여먹기도 한다. 생꿀을 그냥 먹으면 열을 낮추고 기침을 멎게 하는데 도움이 된다. 따뜻한 물에 풀어먹으면 칼륨, 칼슘 등의 미네랄이 들어 있어 혈액을 알칼리성으로 유지해줄 뿐 아니라 체내의 콜레스테롤을 제거하고 혈관을 튼튼하게 해주어 고혈압, 심장병 등의 성인병에 좋다.

로열젤리는 신비한 음식이다. 벌의 알 중에 로열젤리와 꿀을 먹고 자란 것은 일벌이 되고, 수명이 6개월 정도이나, 로열젤리만 먹고 자란 것은 여왕벌이 되고 수명은 5~6년 정도 살 수 있기 때문이다. 뿐만 아니라 여왕벌은 자신의 몸무게 보다 무거운 2,000개 이상의 알을 매일 낳는다. 이것이 바로 로열젤리의 신비한 작용인 것이다.

로열젤리는 꿀보다 단백질의 함량이 많고, 지방산, 성장촉진 작용이 있는 판토텐산, 아미노산 등이 들어 있다. 아직도 해명되지 않은 미지의 영양성분이 많이 들어 있을 것으로도 추측되고 잇다. 로열젤리에 대한 임상실험 결과에 의하면 피로회복, 정력증진, 체중증가, 유아의 발육촉진, 병후 또는 산후 쇠약의 회복, 혈압 정상화 등의 작용이 인정되고 있다.

하여튼 꿀과 로열젤리는 위장에 부담을 주지 않고 쉽게 흡수되어 힘을 내게 할뿐만 아니라 내장의 기능을 활성화시켜 주는 작용이 있다고 할 수 있겠다. 이와 같이 꿀이 이상적인 자연건강식품의 일종이라 함은 누구나 다 아는 사실이다.

그러나 꿀은 천연식품이기 때문에 건강에 좋다고만 생각하기 쉽다. 그러나 꿀에게도 부작용은 있다. 그것은 바로 꿀은 당뇨병에 걸리기 쉽게 하거나 오히려 악화시킨다. 꿀의 주성분은 과당이지만 거의 설탕과 같다고 생각해도 무방하다. 특히 가짜 꿀일수록 결국은 설탕이기 때문에 그 피해는 더욱 심각하다고 할 수 있다. 그리고 꿀은 설탕에 버금가는 열량을 갖고 있다.

100g당 열량

재료	Cal	재료	Cal
백설탕	400	흑설탕	353
물엿	332	아카시아꿀	326
로열제리	152		

이처럼 꿀에도 설탕과 같이 칼로리가 높고 장에서 빠르게 흡수돼 혈당을 급격히 증가시키는 역할을 한다. 더욱이 꿀을 너무 많이 먹으면 위에 열이 생기므로 당뇨병 환자는 하루에 50g 이하로 꿀 섭취량을 제한해야 한다.

Chapter
9

지나치면 독이 되는 커피

우리나라의 차 인심은 어딜 가도 푸짐하다. 어딜 가나 손님에게는 차를 내오기 때문이다. 차 중에서도 커피에 대한 인심은 더욱 그러하다. 언제부터인가 커피가 우리나라의 전통차를 젖히고 국민들이 가장 선호하는 기호음료가 되어 버렸다. 커피는 독특한 맛과 향을 지닌 기호음료로 아랍어인 카파(caffa) 즉 힘을 뜻하는 단어에서 출발하였다. 아마도 커피를 마시면 카페인 때문에 피로가 풀리고 일을 하는데 힘을 받게 되기 때문일 것이다. 실제로 하루 한두 잔의 커피는 피로 회복에도 좋고 기분도 상쾌하게 한다.

2002년 국내 커피시장 규모는 생두 수입량을 기준으로 1조 4000억원 정도였다. 또한 스타벅스가 440억원의 매출을 올려 국내 커피 시장 전체의 3%, 에스프레소 시장의 20% 정도를 차지하였다. 그만큼 커피가 현대인 생활에 빼놓을 수 없는 필수품으로 하루에 한잔 이상씩은 하고 있다.

그러나 왜 꼭 기호음료가 꼭 커피라야 하는가 하는 의문은 한번 가져볼 만하다. 심지어는 하루 에 5잔 이상을 마시는 사람도 많다는 보도도 있었다. 의례적으로 커피를 마시는 사람에게는 부분적이지만 습관성이 생기기도 하는데, 이것이 커피의 가장 큰 부정적 측면이기도 하다. 즉 지나치게 커피를 많이 마시면 과민증, 신경질 및 불안감, 두통, 불면증을 일으킨다. 특히 커피를 마시고 담배를 피우는 사람의 경우에는 고혈압을 일으키기도 한다. 또 하루 5잔 이상커피를 마시는 남성은 커피를 마시지 않은 사람에 비해 심장마비가 3배나 높았다고 한다.

그렇다면 왜 커피를 끊기가 힘든 것일까? 그것은 바로 커피의 주성분인 카페인 때문이다. 카페인은 의약품으로도 사용되며, 중추신경을 흥분시켜서 잠을 쫓는 각성제도 되고, 혈관을 확대시킴으로써 강심작용, 이뇨작용 등이 있으며, 두통을 멈추는 작용을 한다. 문제는 카페인은 중독성이 강하다는 것이다. 그래서 커피를 많이 먹던 사람들이 커피를 중단하게 되면 습관성으로 인해 불안감, 두통, 초조, 우울증 등 금단증상을 보이게 된다.

하루 한두 잔의 커피는 피로 회복에도 좋고 기분을 상쾌하게 해 즐겁지만 5, 6잔 이상 마시면 문제가 된다. 보통 카페인이 체내에 들어가 1시간 가량 지나면 섭취된 카페인의 20%가 분해되고 3~7시간 후에는 반 정도가 오줌으로 배출된다. 그러나 나이가 많을수록 카페인의 효과가 지속되며 임산부와 피임약을 복용하는 여성, 간질환자등도 분해시간이 길어진다고 한다. 카페인 치사량은 대략 10g으로 이를 커피로 환산하면 100잔 내지 120잔을 일시에 마시는 양이 된다. 하지만 이는 결코 불가능한 일이며 앞서 언급했듯이 삶의 자극제로 커피를 마실 경우 하루 2~3잔 정도가 좋을 것이다. 성인의 경우 이상적인 카페인 섭취는 하루 300mg정도로 이는 커피종류에 따라 다르지만 대략 2~ 3잔에 해당된다.

당뇨병을 조심하는 사람들은 간혹 설탕을 넣지 않고 그냥 블랙 커피를 즐기는 사람도 있으나 보통은 모두 설탕을 넣는다. 커피를 많이 마시면 카페인도 문제가 되지만 설탕도 문제가 된다. 설탕을 많이 섭취하면 설탕이 중성지방으로 변해 피하지방이 늘어나서 비만이 되고 결국은 모든 성인병의 원인이 되는 것이다.

요새 어린이들도 카페인이 들어 있는 청량음료를 마시는 기회가 많아졌는데 설탕의 과다섭취와 카페인의 중성지방 증가작용 등에 의해 비만, 동맥경화증 등이 생기고 심지어는 소아당뇨병도 늘어나고 있다.

Chapter
10

소금은 억울하다

사람의 생체, 또는 모든 동물의 피 속에는 약 0.9%의 소금기가 있어야 건강을 유지할 수가 있다. 염분은 사람의 혈액과 임파액, 소화액, 근육과 세포, 피부 등의 조직액, 소변, 땀 등에도 존재한다. 염분은 사람에게 있어서 체액의 약알칼리성과 삼투압의 유지 작용, 위액의 원료, 담즙, 장액 등의 약알칼리성 소화액의 성분이 되며 근육수축, 생리작용 등 없어서는 안 될 아주 중요한 성분이다. 소금은 이처럼 우리가 생존하는 데 필수적이기도 하지만 지나치면 문제가 된다고 한다.

소금이 과잉 섭취되었을 경우 혈관 벽을 수축시키므로 혈압을 상승시키고, 신장기능이 약해져서 여과가 제대로 되지 않으므로 부종(浮腫)이 생기고, 정서가 불안해지기 때문이다.

세계보건기구(WHO)의 하루 나트륨 섭취 권장량은 2천mg. 소금의 양으로 환산하면 약 5g 정도다. 소금 5g이면 숟가락으로 반 큰 술 정도 되고, 진간장으로는 1큰술, 된장은 2큰술, 고추장으로는 반 큰 술 정도의 분량이다. 그러나 한국인의 하루 나트륨 섭취량은 기준치를 훨씬 웃도는 4천900mg으로 이는 소금 약 12.5g에 해당한다. 세계보건기구가 권장하는 섭취량의 2.45배가 넘는 많은 양이다. 이처럼 나트륨의 섭취량이 많은 이유는 우리나라 음식에는 반찬이 유난히 많으며 그 반찬들은 소금이 많이 들었다는 것이다. 특히 가장 많은 나트륨 공급원이 되는 식품은 김치인 것으로 나타났다. 하루 중 나트륨 섭취량을 100%로 가정할 때 김치를 통해 30%를 섭취한다는 것이다.

소금의 경우 WHO의 하루 권장량이 5g 정도인데 최근 이를 2.4g으로 낮추어야 한다고 주장하는 견해도 있다. 그러나 최근 미국의 힐렐 코엔 박사(알버트 아인슈타인 의과대학)는 전국보건-영양조사에 참여한 남녀 7천278명을 대상으로 13년에 걸쳐 실시한 조사분석 결과 FDA와 미국심장학회(AHA)의 하루 염분권장량인 2.4g이하를 섭취하는 사람의 심장병 사망위험이 일반인들보다 50% 높은 것으로 나타났다고 보고하였다. 코엔박사의 연구는 기존의 학설과 다른 결과로 이는 사람마다 적정한 염분 섭취량이 다르며 특히 신장기능이 좋으면 일상적인 염분 섭취에 크게 신경 쓸 필요가 없다고 하였다. 한편 예일대학의 데이비스 카츠교수도 염분 섭취가 고혈압에 영양을 주는 것은 사실이지만 운동이나 혈압상승을 억제하는 다른 식품 섭취 등을 통하면 음식의 맛을 줄이면서까지 염분 섭취량을 줄이지 않고서도 적절한 혈압을 유지 시킬 수 있다고 하였다.

우리나라의 전통적 식문화는 절임문화이다. 김치도 그렇고 젓갈이나 기타 장류도 그렇고 한국인들의 식탁에 필수적인 찌게와 국도 모두 짭잘한 맛이 기본이며 그렇게 수백 천년을 먹어왔다. 싱거운 된장찌개와 김치찌개, 싱거운 간장과 젓갈, 간이 맞지 않는 국은 상당부분 먹는 즐거움의 포기를 의미한다.

최근 식양청에서 발간한 '식품영양 가이드-나트륨 편'에서는 한국인의 나트륨 섭취량과 주요 공급원 등을 소개하며 '덜 짜게' 먹는 식습관의 중요성을 강조하고 있다. 특히, 우리가 자주 먹는 음식에 포함된 나트륨의 양을 명시하고 있어 나트륨 섭취를 줄이기 위한 가이드를 알기 쉽게 제시하고 있다. 한국인의 나트륨 섭취량과 주요 공급원 등을 소개하면 다음과 같다.

식품 속에 포함된 나트륨 함량

식품	함유량	식품	함유량
칼국수	2900mg	우동	2100mg
라면	2100mg	물냉면	1800mg
된장찌개	950mg	참치김치찌개	900mg
배추된장국	750mg	자반고등어찜 한 토막	1500mg
배추김치 10조각	1000mg	김밥 한 줄	650mg
멸치볶음	900mg	햄 3조각(60g)	800mg
피자 한 조각	1300mg	롤케이크 2조각	500mg

(식약청. 식품영양 가이드-나트륨)

이처럼 평소 자주 먹는 음식들 대부분이 만만찮은 양의 나트륨을 함유하고 있어 음식 조절이 매우 중요한 것으로 지적됐다. 다음과 같이 약 2주간 다음과 같은 노력을 기울이면 짠 맛에 익숙한 입맛을 바꾸는

데 성공할 수 있다는 것이 전문가의 견해다.

- 짠 맛을 내는 양념 대신 고춧가루, 후추, 마늘, 생강, 겨자, 식초 등으로 맛을 내는 것이 좋다.
- 국이나 찌개는 먹기 전에 간을 하면 나트륨 섭취를 줄일 수 있다.
- 국, 찌개, 국수 등의 국물에는 나트륨이 많기 때문에 국물보다는 건더기 위주로 음식을 먹는 것이 좋다.
- 과일이나 채소를 충분히 섭취하면 나트륨 과잉 섭취로 인한 건강문제를 줄일 수 있다.

한편 우리의 땀 속에는 100ml당 염분이 0.7-1g정도 있으며 우리가 1시간 정도 운동하여 땀을 흘리면 약 400ml의 땀을 흘려 약 3-4g 정도의 염분을 배출하는 것이다. 몇십년 전까지 우리 조상들은 우리보다 훨씬 더 짜게 먹었음에도 불구하고 고혈압이나 심장병이 현대인들보다 적었던 이유는 그 만큼 육체적인 노동으로 인해 땀을 많이 배출하였기 때문이 아닌가 여겨진다. 덕분에 한국인들은 염분에 그 만큼 단련된 신장을 갖고 있는 줄도 모른다.

현대인들이 고혈압이나 심장병의 모든 원인을 온통 예전에 화폐의 단위로 까지 귀히 쓰이던 소금에다 뒤집어 씌우는 것은 무리가 있다. 소금을 탓하기 이전에 오히려 그 보다는 운동이나 땀 흘리는 활동을 싫어하는 자신의 게으름을 탓하여야 하지 않을까?

스트레스를 이기는 방법

PART 4

1) 스트레스를
알면
이길 수
있다

Chapter 1

스트레스란 무엇인가?

원시시대만 해도 인류에게 있어서는 먹고, 자고, 생존하는 것 이외에는 스트레스가 생길 수 없었다. 그러나 농업혁명 결과 정착하게 됨에 따라 주거문제와 직업이라는 것이 생겨나면서 스트레스가 과거에는 중요하지 않았다. 세상이 단순할 때는 스트레스가 생길 역학 구조가 없었기 때문에 큰 스트레스를 받지 않았으며, 있다고 해도 사회적으로 큰 문제가 되지도 않았다. 그러나 세상이 점점 복잡해지면서 직업적, 인간적, 지위와 역할 간에 있어서 단지 존재와 생존을 위해서 스트레스가 증가하고 있다.

스트레스의 증가만이 문제가 아니라 그 증상과 결과가 심각한 사회 문제를 일으키고 있기 때문이다. 실제로 스트레스에 걸려 외형적으로 나타난 증상들이 있기는 했지만 구체적으로 증명하기는 어려웠다. 그래서 많은 연구에서 스트레스의 실체와 그 해악을 검증하려는 노력을 하였다. 그 결과 20세기 들어서서 스트레스는 정신신체 의학에 관심이 쏟아지면서 질병이나 정신 질환의 원인으로 간주하기 시작하였다.

일반적으로 스트레스란 개념을 잘 알고 있는듯 하면서도 단순하고 막연하게 생각하고 있는 경우가 많다. 단지 스트레스를 정신적인 압박감이나 긴장 등이 오면 그것을 스트레스라고 표현하여 "스트레스를 받는다"라고 표현하는 경우가 많다.

원래 스트레스의 어원에 대해서 알아보면 라틴어인 stringere(to draw tight, 꽉 조이다)에서 유래된 용어이다. 그것을 우리가 사용하고 있는 스트레스라는 말로 사용하게 된 계기는 캐나다의 내분비학자 H.셀리에박사가 처음으로 사람들이 평상시와 다르게 신체적 심리적으로 해로운 인자나 자극을 받는 현상을 보고 붙인 것이다. 여기서 해로운 인자나 자극을 스트레서(stressor)라 하고, 이때의 긴장상태를 스트레스라고 부른다. 즉 스트레스는 외부에서 오는 것이 아니라 내부에서 방어할 때 생기는 것이 바로 스트레스다.

그러나 엄밀하게 보면 스트레스는 사회생활 속에서 이루어지는 다양한 관계와 업무에 대하여 느껴지는 심리적 육체적 요구에 대한 개인의 적응 반응이다. 즉 스트레스는 자신이 지각한 위협에 대처하기 위한 자신의 신체적 정신적 긴장이므로 스트레스는 받는 것이 아니라 스스로 만든 것이기도 하다.

따라서 스트레스는 사람에 따라서 똑 같은 사안이라고 하더라도 이를 받아들이는 사람에 따라서 스트레스를 느끼는 인식정도나 스트레스의 강도가 다르다. 사람에 따라 스트레스에 대한 인식의 차이는 직장에서 상사가 주는 근무에 대한 압력에 대해서 어떤 이는 스트레스라고 느끼는 일인데도 어떤 이는 스트레스라고 전혀 느끼지 않는 것이다.

사람에 따라 스트레스에 대한 강도의 차이는 어떤 이는 스트레스가 찾아오면 적당한 흥분으로 받아 들여 일의 능률을 가져오기도 한다. 그러나 어떤 이는 남들이 보면 아무 것도 아닌 것을 가지고도 나쁜 스트레스라고 생각하여 우울하고 힘들어 하기도 하고, 사람에 따라서는 매우 고통스러운 생활을 살아가기도 한다. 예로써 자신이 느끼는 불안이나 긴장이 자신을 한 단계 업그레이드 할 수 있는 기회로 생각하고 긍정적으로 풀어가는 사람이 있는가 하면 반대로 그것에 짓눌려서 좌절하고 부정적인 방법으로 회피하려는 사람이 있다.

결국 스트레스는 외부의 영향보다는 그것을 어떻게 받아들이는가에 따라 스트레스가 독이 되기도 하고 약이 되기도 한다. 즉 스트레스에 반응하는 태도 여하에 따라서 부정적으로 반응하면 해롭기도 하고, 긍정적으로 반응하면 이롭기도 하다는 것이다. 따라서 스트레스에 대한 부정적인 생각부터 없애는 것이 좋다. 우리가 스트레스를 느끼고 이에 반응하는 것은 곧 우리가 스트레스를 관리하고 다스릴 수 있는 힘이 있음을 의미한다.

그러나 긍정적으로 스트레스를 받아들이던 사람도 외부의 자극에 대해 자신이 감당할 능력이 약화되거나, 이러한 상태에 장기간 반복적으로 노출되면 스트레스는 만성화되어 정서적으로 불안과 갈등을 일으키고, 자율신경계의 지속적인 긴장을 초래하여 정신적·신체적인 기능장애나 질병을 유발시킨다. 특히 노이로제 또는 심신장애의 병적인 증상이 진행하거나 악화되어 온갖 장애와 만성질환에 걸리게 된다.

또한 스트레스는 어느 한 시기에만 나타나는 것이 아니라 인간의 전생애에 걸쳐 나타난다. 특히 중년기에는 심장병, 위궤양, 고혈압, 당뇨병 등 성인병의 원인으로 작용하고, 노년기에는 신경증, 심신증 등을 초래해서 우울하게 만든다. 따라서 누구든지 스트레스를 피해서 살 수 없으므로, 평생 스트레스의 도전을 받을 각오를 하고 이에 따라 스트레스를 이겨내고 다스리기 위해서는 적당히 스트레스에 익숙해지도록 노력해야 하고 스트레스를 즐겁게 받아들이려는 마음가짐이 중요하다.

Chapter 2

스트레스는 사람마다 다르다

스트레스는 마음의 병이다. 똑같은 상황 하에서도 개인의 성향과 심리적 대처능력에 따라서 스트레스를 받는 정도가 크게 차이난다. 즉 스트레스는 개인차가 크다. 그러므로 스트레스는 그 자체가 문제가 되는 것이 아니라 이에 어떻게 반응하느냐가 중요한 것이다. 수능성적이 저조한 학생이라고 다 자살하는 것은 아니다. 외부환경에 대한 수용태도가 문제가 되는 것이다. 따라서 스트레스는 관리할 수 있는 대상이며 그렇지 못할 경우 스트레스와 관련된 육체적 질병에 걸릴 것이라는 점을 기억하고 이에 대한 대처 능력을 키워야 할 것이다.

스트레스를 받는 정도의 차이를 분석해 보면 내성적인 사람이 외형적인 사람보다 스트레스를 잘 받으며, 부정적인 사고를 가진 사람이 긍정적인 사고를 가진 사람보다 스트레스를 잘 받으며, 강박관념을 가진 사람이 여유로운 사람보다 스트레스를 잘 받으며, 주관적으로 생각하는 사람이 객관적으로 생각하는 사람보다 스트레스를 잘 받으며, 예민한 사람이 둔한 사람보다 스트레스를 잘 받으며, 이기적인 사람이 이타적인 사람보다 스트레스를 잘 받으며, 업무에 있어서 완벽함을 추구하는 사람이 업무를 대충하는 사람이 스트레스를 잘 받는 다고 할 수 있다.

또한 스트레스를 많이 받아서 해결해 본 사람은 스트레스를 쉽게 해결하지만, 스트레스를 느껴 본 경험이 없는 사람은 스트레스에 대한 압박을 크게 느끼게 된다. 식습관적으로 인스턴트 음식을 즐겨 먹는 사람은 자연음식을 먹는 사람보다 스트레스를 많이 받는다. 물론 이러한 차이는 사람의 성격이나 체질에 따라 다양하게 나타날 수 있다.

체질적으로는 태음인과 소음인은 스트레스에 민감하고 영향을 받지만, 태양인과 소양인은 스트레스에 크게 영향을 받지않는 체질이라고 할 수 있다.

이처럼 스트레스는 똑같은 사건으로 똑같은 경험을 직접했어도 스트레스를 받아들여지는 강도는 사람마다 다르다. 선천적으로나 후천적으로 신경이 예민한 사람, 외부자극에 민감한 사람들은 심한 상처를 받게 되고, 부정적인 생각으로 걱정을 하는 습관이 되어 있는 사람은 사건자체를 확대시켜 스트레스를 더 크게 받게 된다. 이는 자신이 스스로 만들어낸 내부에서 오는 스트레스가 가해짐으로써 깊은 상처를 받게 되는 것이다.

	스트레스를 잘 받는 사람	스트레스를 잘 받지 않는 사람
성격	내성적	외형적
	부정적	긍정적

성격	강박	여유
	주관적	객관적
	예민한 사람	둔한 사람
	이기적	이타적
	완벽	대충
경험	없음	많음
식습관	인스턴트 음식	자연 음식
체질	태음인과 소음인	태양인과 소양인

※ 사상체질에 따른 스트레스 정도

태음인은 외양보다는 내면을 중시하는 경향이 강한 실속파이며 꾸준한 성격이어서 한 가지일을 열심히 깊이있게 하는 전문가적인 사람이다. 겉으로 보기에는 스트레스에 강한 것처럼 보이지지만 기본적으로 태음인은 내향적이기 때문에 스트레스를 풀어버리기 보다는 내부에 자꾸만 쌓아두는 경향이 있어 스트레스가 가장 위험하게 작용할 수 있다. 실제로 고혈압이나 중풍과 같은 질환은 태음인에게서 가장 많이 나타나기 때문이다. 따라서 태음인은 스트레스를 외부로 발산하는 규칙적인 운동과 같은 해소 방법을 개발해야 한다.

소음인은 화가 나는 일이 있어도 화를 내기보다는 논리적으로 생각을 하는 성격이라 공부를 잘하는 사람이 많다. 소심한 부분이 많기 때문에 스트레스에 가장 민감한 사람이다. 조금만 신경을 써도 몸에 바로 이상이 나타나 소화가 안 된다든지, 잠이 안 온다든지, 머리가 아픈 증세가 금세 나타난다.

태양인은 독선적이고 저돌적인 성향을 갖고 있어 스트레스를 심하
게 받는 상황이라도 새로운 것을 창출하여 끌고 나갈 수 있는 진취적
인 사람이다.

소양인은 밝고 명랑하며 예의도 바른 편이어서 사회생활을 잘 하
는 사교적인 사람이며, 일을 맺고 끊는 것을 정확하게 하여며 외향적이
어서 스트레스로 인한 영향은 크게 받지는 않는다.

약이 되기도 하고
독이 되기도 하는 스트레스

스트레스는 나쁜 스트레스(Distress)만 있는 것이 아니라 좋은 스트레스(Eustress)도 있다. 뜬금없는 이야기 같지만 사람은 스트레스가 없는 세상을 추구하지만 오히려 스트레스가 없는 것이 가장 나쁜 스트레스가 될 수 있다. 직장을 다닐 때는 업무나 직장 내에서의 인간관계로 인하여 스트레스를 받아 소화가 불량해지거나, 만성 피로 증세를 느끼기도 한다. 그러나 막상 그러한 직장이라도 실직이나 해직 된 후에는 스트레스가 줄어 들것 같지만 오히려 스트레스가 더욱 증가하여 암이나 성인병의 발생율이 높아진다고 한다.

사람은 타이트한 직장 생활에서 오는 나쁜 스트레스에서 벗어나면 좋겠다는 생각을 하지만 막상 직장을 그만 두면 팽팽한 긴장이 풀리면 몸과 마음의 균형이 순식간에 무너질 뿐만 아니라 명확한 목표가 없으면 의욕이 떨어지기 때문이다. 따라서 빈둥거리며 놀고먹는 사람은 몸이 더 허약하기도 하며, 노화현상이 촉진되기도 한다. 심지어는 사는 것이 너무 무료하여 자살하는 사람도 있다.

반면에 육상종목의 신기록은 조용한 연습장에서 수립되지 않고 오히려 수많은 관중들의 환호 속에서 이루어진다. 그것도 다른 선수와 치열한 경쟁 끝에 기록이 갱신된다. 학생들의 공부가 가장 효율적으로 잘되는 기간도 시험에 임박해서 스트레스를 받을 때이다. 결국 스트레스와 같은 적절한 자극이 있어야 삶은 활력을 되찾는 법이다.

나쁜 스트레스(Distress)는 스트레스를 부정적인 입장에서 보는 것으로 스트레스는 고통과 같은 의미를 주는 것으로 인식하는 것을 말한다. 이때 스트레스는 불안, 초조함, 두려움, 걱정이나 초조함 등의 상태와 거의 동일하다. 가령 사랑하는 사람의 죽음이나 이별, 경제적인 어려움, 질병이나 사고에 의한 손상, 지나친 업무, 경쟁에서 밀리거나, 회사에서 쫓겨 나거나, 거짓말을 해서 무언가 들킬 것 같은 초조함, 시간 약속에 지키지 못할 거 같은 두려움, 소음이 심한 환경, 진학의 실패, 자신에 대한 지나친 기대 등이 나쁜 스트레스의 예들이다. 나쁜 스트레스는 심리적으로 피곤하게 하며, 건강에도 치명적이고, 개인의 삶에 부정적인 영향을 미치기 때문에 사람들은 이러한 나쁜 스트레스를 피하고자 한다.

좋은 스트레스(Eustress)는 스트레스를 긍정적인 입장에서 보는 것으로 스트레스는 유쾌하고 만족스러운 경험으로부터 나온다. 가령 자신의 결혼식을 기다리거나 아이를 출산하는 일, 자녀의 결혼식을 기다리는 일, 인생에서 중요한 진학이나 취직, 승진, 상을 받는 것뿐만 아니라 새로운 집으로 이사를 하는 것, 중요한 스포츠 경기에서의 경쟁에 대한 기대나 무대에서의 연기도 적당하게 즐거운 스트레스의 예들이다. 일부의 사람들에게는 부담이 스트레스인 독서나 학습를 통해 스스로 목표를 설정하는 것이나 누구를 위해서 행복해지거나 잘되기를 바라는 소원 등도 이러한 긍정적 스트레스의 예들이다.

스트레스는 인식 능력을 증가시키며 정신적 경각심을 증가시키고 우수한 인지적 및 행동적 수행을 가져온다. 결국 부정적 스트레스는 개인의 삶에 부정적인 영향을 미치기 때문에 사람들은 이러한 스트레스를 피하고자 한다. 그러나 긍정적인 스트레스는 개인으로 하여금 창조적인 작업을 할 동기를 증가시킴으로서 개인적 및 직업적 성장의 원동력이 되기도 한다.

부정적 스트레스	긍정적 스트레스
사랑하는 사람의 죽음이나 이별	자신의 결혼식
경제적인 어려움	아이의 출산
질병이나 사고에 의한 손상	
지나친 업무	자녀의 결혼식
경쟁에서 밀림	진학이나 취직, 승진, 상을 받는 것
회사에서 퇴직	새로운 집으로 이사를 하는 것
거짓말	스포츠 경기에서의 경쟁에 대한 기대
시간약속에 늦음	무대에서의 연기
소음이 심한 환경	독서나 학습
진학의 실패	목표를 설정
자신에 대한 지나친 기대	행복해지거나 잘되기를 바라는 소원

스트레스는 이처럼 양면성을 가지고 있다. 똑 같은 스트레스지만 어떤 이에게는 아무것도 아니고 어떤 이는 고통이 되기도 한다. 또한 스트레스가 너무 많으면 독이 될 뿐만 아니라 스트레스가 너무 없어서도 독이 되기도 한다. 따라서 스트레스는 적당히 있으면 약이 된다.

스트레스가 없는 삶은 죽음이다

영국의 BBC방송은 미국과 캐나다의 연구진들이 기존의 스트레스 관련 논문들을 면밀히 조사를 한 결과 짧은 스트레스는 오히려 신체의 면역 체계를 강화한다는 사실을 확인했다고 한다. 캐나다 브리티시 컬럼비아 대학의 그레고리 밀러 박사는 스트레스에 대한 연구 결과 아주 짧은 스트레스는 오히려 몸의 저항력을 강화하는 면역체계를 갖게 하므로 길고 힘든 스트레스는 아니어도 살아가면서 때로는 스트레스가 필요하다고 하였다. 실제로 미국의 존 에번스 대학 연구팀에서는 작은 스트레스가 찾아오면 사람의 세포 안에서는 세포를 보호하는 세포를 보호하는 특수 단백질의 연쇄반응을 유발해 수명유지에 도움을 줄 수 있다고 밝혔다.

굳이 유명한 연구자들의 연구 결과가 아니더라도 우리 생활 속에서 스트레스는 우리 삶에 필요한 조건 중의 하나이며, 성장 조건 중의 하나이다. 우리는 스트레스 없는 삶을 살기 위해 휴식을 취하거나 여유

있는 삶을 선택하기도 한다. 그러나 막상 휴식이나 여유가 지나치게 되면 오히려 스트레스가 풀리거나 회복되는 것이 아니라 더욱 힘들어 지는 경우가 있다. 예를 들면 스트레스를 치유하는 데 중요한 역할을 하는 수면도 마찬가지다. 수면부족도 우리를 피곤하게 만들지만 수면을 너무 오래하면 오히려 우리를 우울하게 하거나 무기력하게 만드는 요인이 된다.

실제로 복지제도가 잘 발달된 덴마크, 영국, 노르웨이 같은 선진국가들은 인도나 부탄, 방글라데시 같은 가난한 나라보다 자살하는 사람이 많다. 상식적으로 가난한 나라 사람들이 삶이 고달프기 때문에 오히려 자살이 많을 거라고 생각하지만 결과는 반대였다. 이러한 이유는 경제적인 부나 사회의 발달이 꼭 개인에게 행복함을 주는 것이 아니라 오히려 너무 편함이나 여유로움이 사는데 재미를 주지 못해서 자살율이 늘어간다는 것이다. 반면에 가난한 나라들은 먹고 사는 문제에 스트레스를 느끼다 보니 자살을 생각할 겨를이 없는 것이다.

또한 OECD에서 조사한 자료를 보면 세계에서 가장 삶의 만족도가 높은 나라는 미국이나 서구 유럽의 국가들이 아니라 오히려 가난한 부탄이나 방글라데시 같은 나라들이 세계 최고의 삶의 질에 대한 만족도가 높았다. 오히려 잘 사는 나라일수록 삶의 만족도가 낮은 것으로 나타나기도 하였다.

이러한 이유는 선진국가 일수록 경쟁이 치열하고 사회가 복잡하다 보니 스트레스가 증가하여 삶의 질이 낮다고 생각하는 것이다. 반면에 가난한 나라 사람들은 먹고 사는 문제와 같은 생존의 기본적인 문제에 스트레스를 느끼다 보니 단순하게 조그만 즐거움에도 그들은 세상을 쉽게 만족하고 살 수 있는 원동력이 되는 것이다.

　지금까지의 예를 종합해보면 스트레스가 전혀 없다고 해서 즐거운 것이 아니라 오히려 자신의 삶을 단축시킬 수 있다는 것을 의미한다. 따라서 지나치지 않은 적당한 스트레스는 오히려 무엇인가를 해야 한다는 생기있는 생활을 살 수 있도록 하는 활력소가 될 수 있으며 이 세상을 살아가야 하는 이유를 부여한다고 할 수 있다.

스트레스는
인류의 역사에서부터 시작되었다

사람에게 스트레스가 언제부터인가를 따진다면 그것은 인류의 시작과 함께 시작되었다고 할 수 있다.

인류의 역사를 진화론적으로 해석해 보면 인류의 시작은 원래 6억년전 선캄브리아대 후기의 해면동물로부터 시작하였다. 해면동물이 진화를 시작하여 척추동물이 되어 어류가 되었고, 데본기에는 양서류가, 그리고 이첩기(페름기)에는 파충류와 짐승형 파충류가 생겨났다. 짐승형 파충류가 포유류의 조상이며 포유류는 진화를 하여 5백만년 전에 인류의 조상인 유인원이 생겨났다. 350만년 전에는 사람과 비슷하게 생긴 오스트랄로피테쿠스가 생겨났다. 그다음은 호모하빌리스, 호모에르가스터, 호모 에렉투스, 호모 네안데르탈렌시스, 마지막으로 불과 1만년 전에 현 인류와 가장 닮은 호모사피엔스가 출현하면서 인류의 역사는 시작되었다.

이처럼 인류가 원생동물에서 출발하여 종의 진화와 어류가 물속에서 지상으로 나오게 하는 발전 과정을 보면 자연환경으로부터 자신을 지키거나 나아지려는 스트레스로부터 시작하였다고 할 수 있다.

하버드대학의 윌슨 교수는 우리가 스트레스를 받게 되는 근본적인 이유를 인간의 원초적 태생과 역사로부터 기인한다고 하였다. 인류학자와 고생물학자들에 의하면 인간은 약 5백만년 전 동아프리카의 사바나 숲에서 탄생하여 숲과 더불어 살아왔다. 그런 인간이 숲에서 나와 사회생활을 하게 된 것이 불과 5,000년도 안되었고 오늘날과 같은 도시생활을 하게 된 것은 전체 인간의 역사로 볼 때 얼마 되지 않은 일이라 도시 생활에 적응하기 하려다 보니 스트레스가 생긴다고 하였다.

실제로 인간의 정신과 육체는 아직도 숲과의 조화로운 교류를 하던 생활에 맞도록 되어있는데 도시에서 살기 때문이라고 한다. 인간은 오랜 역사를 통해 숲에서 생활해 왔고 숲 생활에 알맞은 생리적·심리적 코드를 지니고 있기 때문에 그 반대의 환경인 도시생활은 우리에게 육체적 심리적인 부담을 준다는 것이다.

꼭 인류학자나 고생물학자의 말을 빌리지 않아도 원시시대에 들어서는 추위라는 스트레스로부터 지키기 위하여 옷을 만들어 입게 되었고, 배고픔을 채워야 한다는 스트레스로 인하여 사냥을 하게 되고, 머물고 싶은 욕구로 인해서 머무르는 경작이라는 제도가 만들어 진 것이다. 생산량을 증가시키기 위한 스트레스는 결국 도구를 발전시키는 역할을 수행하여 구석기, 신석기, 청동기 시대로의 변화를 촉진시켰다는 것을 알 수 있다.

경작이 이루어지면서 인간은 한곳에 머무르게 되면서 가족이외의 집단생활이 본격적으로 시작되었고, 이로 인해 인간관계나 계급에 의한 스트레스가 생겨나기 시작하였다. 그러다 사람의 스트레스가 더욱 증가하기 시작한 것은 직업이 다양해지는 산업혁명 이후부터 다양한 직업에 종사하기 위하여 나름대로의 적응능력을 키우는 스트레스가 증가하기 시작하였다. 그러나 산업혁명 이후에도 직업의 전환으로 인한 스트레스는 그리 크지 않았다. 직업의 종류가 그리 많았던 것도 아니고, 한번 직업이 영원한 평생직장이 되었기 때문이다.

사람에게 있어 스트레스가 병적으로 심각한 증상을 나타나게 된 것은 바로 정보화 사회로의 사회적인 변화라고 할 수 있다. 정보화 사회로의 변화로 인하여 우리의 삶은 지나치게 빠르게 변화하는 삶에 적응하도록 요구를 받고 있으며, 직업은 수도 없이 새로 생기고 없어지므로 인하여 직업 사이클에 변화를 요구하고 있다. 사람은 많아지고, 하고 싶은 일은 적으므로 인해서 날이 갈수록 생존경쟁은 치열해져가고 있다. 이로 인해 현대인들의 스트레스는 날이 갈수록 심해져가고 있다.

문제는 이러한 스트레스가 줄어들기 보다는 오히려 더욱 빨리 변하는 사회와 직업의 분화로 인하여 인간의 스트레스는 점점 늘어가고, 그 증상도 심해질 것으로 예측되고 있다는 것이다.

스트레스가 뇌에 미치는 영향

외부의 자극에 의해서 느껴지는 스트레스의 매커니즘은 그렇게 간단하지 않다. 외부의 자극에 대해 반응이 순식간에 일어나서 간단하다고 느끼지만 실제로는 아주 복잡한 과정들이 일련하여 순간적으로 일어나는 것이다. 즉 외부의 자극에 대하여 우리들의 스트레스 반응은 정신 심리, 내분비계, 자율신경계, 면역계, 각성수준, 기억, 대처, 운동계 등에 광범위하게 나타난다.

이들 중 가장 중요한 역할을 수행하는 것은 바로 뇌가 가장 큰 역할을 수행한다는 것이다. 외부의 자극은 신경계를 통해서 뇌에 전달되고 이에 대해 각 반응들을 조절하기 때문에 반응의 중추부인 뇌가 큰 역할을 한다는 것은 너무도 당연한 사실이다. 그러므로 스트레서에 의하여 생긴 생체의 스트레스 반응을 이해하기 위해서는, 스트레스 상황하에서 뇌가 어떠한 반응과 변화가 이루어지는가에 대하여 먼저 이해하는 것이 중요하다.

외부의 자극에 의하여 스트레스가 되면 우리 뇌에서는 자동적으로 신경 계통에 영향을 미치는 생물학적 반응이 일어난다. 따라서 스트레스를 받으면 평상시보다 많이 사용하게 되고, 심혈관계를 활성화시켜 혈관을 수축시키며, 심장박동수를 증가시켜 혈압이 높아져 흥분이 빨리 되기 쉽다. 또한 성장, 생식, 면역기능은 저하시키는 역할을 한다. 또한 학습과 기억능력이 저하된다.

그러나 오히려 급성 스트레스가 주어지면 대뇌에서는 기억과 학습능력을 향상시키며 자율신경계기능이 좋아지고, 체온이 상승되며, 일주기리듬이 좋아지고, 통증을 지각하는 능력이 감소하는 것으로 알려져 있다. 따라서 극심한 스트레스를 받으면 아파도 아픈지를 모르게 되거나, 시험을 앞두고 기억력이 높아지는 원리와 같다. 그러나 외부의 스트레스의 경로와 양을 통제한다는 것은 불가능하기 때문에 스트레스의 긍정적인 기능은 매우 일시적이라고 보아야 할 것이다. 즉 급성 스트레스에 의해 주어지는 긍정적인 기능은 한정된 것이라 볼 수 있으며, 급심한 스트레스도 시간이 지나면 부정적인 스트레스로 전이가 된다.

또한 스트레스가 면역기능을 저하시키게 된다. 예를 들면 우리나라 고3학생들의 시험 스트레스가 면역기능에까지 영향을 미치는 것으로 스트레스를 받지 않은 다른 학년의 학생이나 타국의 학생들과 비교해 봤을 때도 감기에 쉽게 걸리고 알레르기 또는 암등에 걸릴 확률이 매우 높은 것으로 나타난 것을 볼 수 있다.

이는 인간에게 있어서 비애, 억울, 불안상태나 행동양식에 의한 스트레스는 자기의 면역능력에 영향을 주어 생체의 저항력을 저하시켜서 발병을 촉진시키든가 예후를 악화시키게 된다는 것을 보여준다.

보통은 암이라는 질병이 유전적인 요소를 지니고 태어나는 사람에게서 보다 쉽게 발병한다고 생각한다. 하지만 최근에 들어서 이런 유전적인 요인을 가지고 태어난 사람들도 즐겁고 스트레스를 받지 않는 환경에서 생활하면 암에 걸릴 확률을 줄일 수 있다는 결과가 나오고 있다. 반면 건강한 사람도 스트레스를 받으면 각종 감염이나 암 등의 여러 질병에 쉽게 노출되어 자기 면역체계를 잃는다는 연구 결과가 있다.

일반적으로 스트레스는 매우 정신적인 것이지만 호르몬활동에는 직접적으로 영향을 주어 결국에는 육체적으로 표출이 될 수밖에 없는 요소이다. 특히 호르몬 활동을 조절하는 뇌에 불규칙한 활동을 조장하여 내분비계에 영향을 주게 되므로 스트레스는 될 수 있는 한 피하는 것이 좋겠다.

신체는 스트레스를 자동적으로
치유하는 능력을 가지고 있다

외부에서 스트레스를 받게 되면 우리의 신체는 대체로 외부에서 들어온 스트레스 자극으로부터 우리의 신체를 지키려는 노력이 자동적으로 이루어진다. 스트레스에 대한 자동적인 치유 반응은 우리 신체 내부의 항상성을 유지하기 위한 것이다. 외부의 스트레스 자극에 대하여 내부의 항상성을 유지하기 위한 과정을 보면 다음과 같다.

외부의 스트레스는 우리의 교감신경을 자극하게 되고, 교감신경은 혈당량을 조절하는 아드레날린선(腺)을 자극하게 된다. 아드레날린선의 자극은 아드레날린호르몬과 노르아드레날린 호르몬을 분비하게 하는 작용을 한다. 아드레날린호르몬은 인간이 스트레스를 받게 되면 스트레스로부터 피하기 위한 대비책으로 심장박동을 증가시켜 혈액을 근육과 뇌로 보내고 산소를 운반하는 적혈구 세포의 이동을 증가시킨다. 근육과 뇌로 보내진 혈액 속에는 베타엔도르핀이라는 신경 펩티드가 있어 스트레스로 인한 고통을 줄여주는 역할을 한다. 또한 노르아드레날린호르몬은 뇌의 감각중추를 자극시켜 인체가 스트레스를 받아들일 수 있도록 도와준다.

이처럼 우리의 신체는 웬만한 가벼운 정도의 스트레스는 스스로의 방어 본능에 의하여 자동적으로 여기서 치유하는 능력을 가지고 있다. 그러나 스트레스의 강도가 강할수록, 스트레스를 받는 기간이 길어질수록 단순한 교감신경계의 자극으로 끝나는 것이 아니라 내분비계 전체를 조절하는 뇌하수체호르몬의 분비를 자극하여 생리작용을 돕도록 한다.

그러나 스트레스 반응은 기본적으로 생존을 위한 적응 반응이지만, 지나치게 오래 활성화되면 불안 장애나 우울증 증상을 일으킬 수 있으며, 신체적인 손상도 올 수 있다. 따라서 자동적인 방어 본능이 해결하지 못하는 일은 스스로 스트레스를 다스릴 수 있어야 한다. 한가지 예를 들어보면 당신이 당신의 배우자와 다투어 스트레스를 받았다면, 당신의 스트레스의 원인은 배우자의 행동이 아니라 당신의 비현실적인 기대 때문이라고 할 수 있다. 따라서 만약 당신의 배우자에 대한 기준을 변화시키며 배우자를 이해하고 싫어하는 일을 하지 않으면 배우자는 더 이상 자신을 스트레스 받지 않게 한다는 사실을 알게 될 것이다.

이처럼 스트레스를 치유하는 방법은 너무 간단하다. 스트레스는 무조건 피하기보다는 스트레스를 다스리는 것이 정신적으로 건강해지며 스트레스의 원인을 완전히 제거할 수 있는 방법이다. 스트레스의 원

인이 대부분 본인 스스로 만들어 지는 내부적인 원인이기 때문에 스트
레스를 극복하기 위해서는 스트레스의 원인을 먼저 이해하고 자기 스
스로 변화하기만 하면 된다.

그러나 정신적 수련이나 훈련이 덜된 일반인들에게는 자신의 스트
레스 원인을 찾는 것도 어려울뿐더러, 원인을 찾는다고 해도 그것을 해
결하기 위한 의지가 있어도 실천 능력이 부족하여 스트레스를 방치하
게 되고 이로 인해 스트레스가 가중되는 경우도 많다. 스트레스를 다
스릴 것인가가 더욱 현명한 해결방법이 된다고 할 수 있다.

스트레스는 만병의 원인

스트레스가 사람마다 다르게 느끼듯이 증상 또한 사람마다 다르고 복잡하게 나타난다. 대부분의 스트레스는 우리의 신체가 스트레스를 받으면 자동적으로 안정적인 평형상태를 유지하려고 하게 된다. 뿐만 아니라 신체는 스트레스의 정도를 조절할 수 있지만 아무리 사소한 스트레스에 대해서도 자신도 모르게 즉각적으로 반응하게 된다.

일단 스트레스가 발생하게 되면 스트레스원에 관한 정보가 뇌에 교감신경에 전달되어 뇌에 이르게 되면 모든 신체적 변화들이 스트레스에 대항해서 변화가 일어난다. 가벼운 증상들은 시간이 지나면 정상적인 상태를 회복하기 시작한다. 그러나 정상적인 회복을 위해서 신체는 매우 많은 에너지가 소모되는데 스트레스의 강도가 높을수록 회복하는 동안 지치게 되고, 에너지를 많이 소모해 버리게 된다.

그래도 스트레스가 해소되지 않으면 몸에는 좋지 않는 여러 가지 증상들이 나타나게 된다. 스트레스의 증상은 외부에서 관찰할 수 있는 행동적인 증상과 신체적인 증상인 증상이 있으며, 외부적으로 관찰하기 어려운 정신적인 증상이 있다.

행동적인 증상으로는 입술 깨물기, 다리를 떠는 행동, 이빨 갈기, 충동적인 행동, 부자연스럽고 변덕스러운 행동, 자살, 얼굴의 경련, 과잉반응, 말더듬기, 욕설, 머리카락, 귀, 코 만지기 등의 증상이 나타난다.

신체적인 증상으로는 요통, 변비, 설사, 현기증, 입의 건조, 지나치게 많은 양의 땀을 흘림, 과도한 공복감(배고픔), 심한 피로상태, 졸도 혹은 기절, 두통, 가슴의 통증, 불면증, 근육경련, 구역질, 식욕상실, 가슴이 많이 뜀, 숨이 참(헐떡임), 피부발진, 손의 떨림(수전증), 배탈, 체하는 증상이 나타난다.

정신적인 증상으로는 분노, 불안, 무관심, 권태감(지루함), 우울, 피로, 죽음에 대한 두려움, 좌절감, 죄책감, 절망감, 적개심, 성급함, 주의집중이 안됨, 과민성, 타인으로부터 거부당한 느낌, 공황, 강박, 공포, 노이로제, 침착하지 못하는 등의 증상이 나타난다.

구분	항목
행동적인 증상	일과가 불규칙함, 몸살, 술을 자주 마심, 담배를 자주 피움, 과식, 불평을 많이 함, 울기, 수면의 변화, 화를 냄, 악몽, 시간관념이 없어짐, 이빨을 갊, 손톱 물어뜯기, 반복적 행동을 보임 등
신체적인 증상	요통, 변비, 설사, 현기증, 입의 건조, 지나치게 많은 양의 땀을 흘림, 과도한 공복감(배고픔), 심한 피로상태, 졸도 혹은 기절, 두통, 가슴의 통증, 불면증, 근육경련, 구역질, 식욕상실, 가슴이 많이 뜀, 숨이 참(헐떡임), 피부발진, 손의 떨림(수전증), 배탈, 체하는 증상

정신적인 증상	분노, 불안, 무관심, 권태감(지루함), 우울, 피로, 죽음에 대한 두려움, 좌절감, 죄책감, 절망감, 적개심, 성급함, 주의집중이 안됨, 과민성, 타인으로부터 거부당한 느낌, 공황, 강박, 공포, 노이로제, 침착하지 못하는 등의 증상

2) 스트레스는 피하기보다 다스려야 한다

스트레스는 원인을 알면 다스릴 수 있다

오늘날과 같은 너무나 변화가 빠르고, 개방적이고 투명한 사회를 살아가노라면 각종 스트레스에 휩싸이지 않을 수 없게 된다. 문제는 스트레스가 신체적으로만 일어나는 것이 아니라 정신적으로도 일어나게 된다는 것이다. 스트레스가 심해지면 신체적으로나 정신적으로 안정감이 깨지며 조그마한 자극에도 고함을 치고 화를 내는 등 과잉반응을 일으키기도 한다. 흔히 직장에서 일이 잘 풀리지 않거나 상급자로부터 심한 질책을 받은 사람이 귀가해서 자기 부인이나 자녀들에게 이유 없는 신경질을 부리는 경우가 많다. 따라서 지속적으로 스트레스를 받게 되면 인격의 왜곡이나 변화, 부정적인 대인관계, 의욕상실 등의 부적절한 일상생활을 하게 된다.

스트레스를 일으키는 원인을 스트레서(stressor) 또는 유발인자(trigger)라고 한다. 스트레스의 원인을 알면 원인만 제거한다면 스트레스를 다스릴 수 있다. 예를 들어 어두움 때문에 스트레스가 생기면 불을 밝히면 되고, 불충분한 수면으로 인해 오는 스트레스는 잠을 충분히 자면 되기 때문이다.

스트레스의 원인은 여러 가지가 있지만 이들을 크게 외적원인과 내적원인으로 나눌 수 있다. 우선 외적원인은 물리적 환경, 일상 환경, 직장환경, 가정환경, 학교환경에서 외부환경의 변화나 압력에 의해서 받는 스트레스라고 할 수 있다. 이들을 자세히 보면

물리적 환경에서는 소음, 강력한 빛, 어두움, 더위와 추위, 좁은 공간 등과 같이 인간이 살아가는데 불편한 환경에서 스트레스가 생긴다.

일상 환경에서는 카페인, 불충분한 잠, 피곤, 부당한 대우, 남들과의 비교, 분실, 사고 및 사건, 기계의 고장, 배신, 사기, 재해 및 재난, 경제적 어려움 등과 같이 불편한 환경에서 스트레스가 생긴다.

직장 환경에서는 규칙·규정·형식, 통근, 승진, 직업상실, 과중한 업무, 바쁜 스케줄 등과 같이 불편한 환경에서 스트레스가 생긴다.

학교 환경에서는 왕따, 성적하락, 불합격, 상과 벌 등과 같이 불편한 환경에서 스트레스가 생긴다.

내적원인은 비관적인 생각, 자신감 상실, 깊은 사고, 부정적인 생각, 비현실적인 기대, 독선적 성격, 과장되고 경직된 사고, 완벽주의, 자아도취, 비정상적인 사고, 자존감 상실, 무기력 등 자신의 내부적인 특성 때문에 받는 스트레스이다.

이들 스트레스의 발생원인인 외적원인과 내적원인은 서로 별개의 것으로 보이지만 잘 살펴보면 서로 관계성이 있기 때문에 스트레스의 원인을 분석하기 위해서는 두가지 원인을 골고루 고려해야 한다.

구분		항목
외적요인	물리적 환경	소음, 강력한 빛, 어두움, 더위와 추위, 좁은 공간
	일상 환경	카페인, 불충분한 잠, 피곤, 부당한 대우, 남들과의 비교 분실, 사고 및 사건, 기계의 고장, 배신, 사기, 재해 및 재난, 경제적 어려움
	직장 환경	규칙·규정·형식, 통근, 승진, 직업상실, 과중한 업무, 바쁜 스케줄
	가정 환경	배우자·자녀·부모와의 갈등, 친인척의 생로병사
	학교 환경	왕따, 성적하락, 불합격, 상과 벌
내적요인		비관적인 생각, 자신감 상실, 깊은 사고, 부정적인 생각, 비현실적인 기대 독선적 성격, 과장되고 경직된 사고, 완벽주의, 자아도취, 비정상적인 사고, 자존감 상실, 무기력

이외에도 질병이나 고통 또한 많은 스트레스를 준다. 심한 경우에는 병을 걱정하는 스트레스 때문에 다른 병이 생기는 수가 있다. 실제로는 병이 없는데 병이 생길까봐 미리 걱정하는 사람은 자신에게 스트레스를 계속 주게 된다. 한편 대부분의 병은 고통스럽기 때문에 스트레스를 주고 몸이 마음대로 기능을 못하여 좌절감이 오고 자신감을 저하시킨다.

대인관계에서 오는 갈등도 아주 심한 스트레스를 안겨준다. 대부분의 갈등은 상대방이 자기가 기대하는 행동이나 말을 하지 않는다고 믿기 때문에 오는 것이다. 이러한 생각들은 분노를 일으키고 많은 에너지를 소모시켜 몸과 마음은 피로하게 되고 성취해야 할 경쟁에서 뒤떨어지게 된다. 일에 집중을 못하고 의욕이 없어져 자연히 경쟁에서 뒤떨어지게 된다. 그리고 자기주장을 못하고 우물쭈물하는 사람은 마음속으로 심한 스트레스를 받는다. 자기에게는 우리라는 것을 알면서도 거절을 못하고 다른 사람이 원하는 것을 하다보면 손해를 보거나 몸과 마음이 지쳐 버리는 수가 많다. 어떤 결정을 하는데 오래 걸리는 사람 역시 스트레스를 잘 받는다.

대부분 지나친 완벽주의자나 자신이 없는 사람들이 결정을 못하고 스스로 스트레스를 받게 만든다. 결과적으로 이들은 이러지도 못하고 저러지도 못하는 상황으로 빠져 버린다.

이처럼 스트레스는 매우 다양한 원인으로 발생한다. 스트레스가 발생하면 바로 그 원인을 찾아내 해소하면 스트레스를 받지 않게 되거나 다스릴 수 있다. 그러나 스트레스가 정도 이상으로 찾아오게 되면 원인이나 다스리는 방법을 찾을 여유가 없어지고 스트레스로 인해 고통을 받게 된다. 그러나 스트레스로 인하여 고통을 받더라도 스트레스를 받던 때의 사건, 상황, 생각, 감정 등을 기록해 두었다가 나중에 마음이 평온해졌을 때 다시 보면서 스스로의 생활형태, 스트레스의 원인 등을 파악하고 똑 같은 스트레스가 생겼을 때 어떻게 해야 스트레스를 받지 않을 수 있는가 해결책을 만드는 것도 좋은 방법이다.

당신의 스트레스는 어느 정도일까?

스트레스를 치유하거나 다스리려면 우선 자신의 스트레스 정도에 대하여 정확히 파악할 수 있는 능력이 있어야 한다. 스트레스의 정도를 외부의 물리적인 기계에 의하여 측정할 수 있는 방법도 있지만 간단하게 진단지를 통하여 진단할 수도 있다. 스트레스 측정에 사용되는 진단 방법은 여러 가지가 있지만 다음의 세가지 방법을 소개하고자 한다.

첫째는 미국 YMCA가 1980년대에 개발한 웰네스(Wellness)라는 건강프로그램에 의한 측정방법인데 다음의 20개 항목을 체크해서 해당되는 부분을 'O으로 표시하면 된다. 그리고 O의 개수를 합하면 그 결과에 따라 진단하면 된다.

순서	항목	해당여부
1	재미있는 일이 있어도 즐길 수 없다.	
2	커피 담배 술등이 늘어나고 있다.	
3	쓸데없는 일에 마음이 자꾸 끌린다.	

4	매사에 집중할 수 없는 일이 자주 생긴다.	
5	아찔할 때가 있다.	
6	타인의 행복을 부럽게 느낀다.	
7	기다리게 하는 것을 참지 못할 때가있다.	
8	금새 욱 하거나 신경질적이 된다.	
9	잠이 깊이 안들고 도중에 깰 때가 있다.	
10	때때로 머리가 아플 때도 있다.	
11	잠들기 어렵다.	
12	식욕에 이상이 있다.	
13	이전에 비해 자신감이 떨어진다.	
14	등, 목덜미가 아프거나 쑤실때가 있다.	
15	쉽게 피로하고 늘 피곤함을 느낀다.	
16	타인이 자신의 말을 하지 않을까 두렵다.	
17	사소한 일에도 가슴이 두근거린다.	
18	나쁜 일이 생기지 않을까 불안하다.	
19	타인에게 의지하고 싶은 마음이 강해진다.	
20	나는 이제 틀렸다라는 생각이 든다.	

위에 열거한 20개 항목을 체크하여 O표가 0~6개일 때 0에 가까울수록 심신건강 상태가 양호한 편이나 6에 가까울수록 스트레스를 주의해야 한다. 아무리 작은 스트레스라고 해도 스트레스가 계속되는 생활은 건강과 웰빙 생활에 적잖은 걸림돌이 된다. O표가 7~15개일 경우는 스트레스가 찾아와 몸의 컨디션이 무너질 우려가 있으므로 그대로 방치해서는 안되고 스트레스를 해소하거나 다스리기 위하여 노력하는

것이 좋다. 그러나 O표가 16~20개면 스스로 치유하기가 어려우므로 스트레스 전문 의사나 전문가와 상담하는 것이 좋다.

토마스 홈즈(Thomas Homes)와 리차드 라헤(Richard Rahe)가 1967년도에 만든 '사회 재적응 평가척도(SRRS:Social Readjustment Rating Scale)가 있다. 사회 재적응 평가척도는 한 개인에 대한 스트레스의 영향정도는 스트레스 자극의 기간, 자극의 강도, 예측 가능성, 통제 가능성, 개인의 자신감 등 여러 요인들의 복합적인 작용에 의해 결정된다고 보고 만든 척도이다.

이들은 생활스트레스가 질병에 선행되며, 이 스트레스들의 강도의 합이 질병의 심한 정도 및 기간과 상관성이 있는 것으로 보아 우리가 일상생활에서 부딪치는 대표적인 스트레스 상황들을 생활변화량으로 정의하여 계산하는 척도를 개발하였다.

이러한 척도는 지난 1년간 경험한 각 항목의 횟수에 점수를 곱하여 전체점수를 합산해 내는 방법으로 총점 200점 이상이면 질병을 일으킬 확률이 아주 높다. 그러나 이러한 평가척도는 절대적인 것은 아니며, 각 개인의 환경적, 성격적 특징에 따라 그 비중이 달라질 수 있다.

이 척도에서 유의미하게 보아야 할 것은 스트레스에 대한 진단보다는 내가 현재 처해있는 상황으로 인해 오는 스트레스의 강도가 어느 정도인지를 파악하는데 매우 유익하다고 할 수 있다.

생활변화량 점수계산을 위한 사회 재적응 평가척도 (변화에 적응하는 스트레스)

사건	충격 척도
배우자 혹은 사랑하는 사람의 죽음	100
이혼	73
별거	65
가까운 친척의 죽음	63
자신의 상해와 질병	53
결혼	50
실직	47
가족의 건강변화 혹은 행동상의 큰 변화	44
임신	40
성생활의 문제	39
새로운 가족구성원이 생김	39
직업 적응	39
재정적 상태의 변화	38
가까운 친구의 죽음	37
다른 부서로 배치되는 것	36
배우자와의 언쟁의 증가	35
많은 액수의 부채	31
부채가 노출된 경우	30
자녀가 집을 떠나는 것	29
시집식구 혹은 처가식구와의 갈등	29
뛰어난 개인적 성취	28
아내가 취직을 하거나 반대로 일을 그만두는 상황	26
입학과 졸업	26
생활환경의 변화	25
습관을 고치는 것	24

직장상사와의 갈등	23
전학	20
취미활동의 변화	19
종교활동의 변화	19
사회활동의 변화	18
소액의 부채	17
수면습관의 변화	16
가족이 함께 모이는 횟수의 변화	15
식사습관의 변화	15
방학	13
크리스마스	12
가벼운 법규위반	11
총점 200점 이상이면 질병을 일으킬 위험이 아주 높다.	

Chapter 3

스트레스는 치료하기보다는
다스리는 것이 좋다

옛말에 소 잃고 외양간 고친다는 말이 있다. 이 말은 스트레스에도 해당이 된다. 스트레스에 걸려서 치료를 하려면 병원도 가야하고 약을 먹어야 하기도 하고 입원을 해야 하기도 한다. 스트레스는 가볍게 치유되는 것이 아니라 오랜 시간이 걸릴 뿐만 아니라 완치도 어렵다. 따라서 스트레스는 치료하기 보다는 스트레스 받지 않게 예방하면 치료할 필요가 없어 진다. 스트레스를 예방하려면 스트레스를 받지 않은 마음 자세를 갖는 것이 중요하다. 그러기 위해서는 먼저 규칙적인 생활과 건전한 생활리듬을 유지해야 한다. 또한 자기 분수에 맞는 취미 생활, 오락, 스포츠 등으로 스트레스가 생길만한 기회를 아예 만들지 않는다. 나아가 원만한 인격으로 보다 적극적인 대인 관계를 갖는게 중요하며, 삶에 있어서 주인의식을 갖고 즐겁게 충실하려는 노력과 습관을 가져야 한다.

현대 사회 특유의 스트레스 원인으로는 경제 불황, 실직, 과도한 업무, 경쟁적 대인관계, 건강문제 등이 꼽히고 있다. 이러한 스트레스는 현대인이라면 피해갈 수 없는 것들이어서, 마치 대기 중에 퍼져있어 숨 쉴 때마다 감염되는 세균이나 바이러스처럼 보이기까지 한다.

그런데 만일 스트레스가 피할 수 없는 병원균 같은 것이라면 예방 접종이나 항생제가 필요하지 않을까요. 그렇다면 어떤 처방이 스트레스를 예방하고 치료할 수 있을까. 언뜻 '어디론가 멀리 가고 싶다'는 오래된 유행어나 , '열심히 일했으니 떠나라'는 광고 카피가 끌리기는 합니다. 하지만 처방전에는 도대체 어디로 떠나라고 써야 하는 건가요. 사실 스트레스로 진료실을 찾는 사람들에게 가장 효과적인 처방은 그들이 자신의 눈을 외부에서 안으로 돌릴 수 있도록 해주는 것입니다. 물론 이는 의사들이 진료실에 앉아서 환자들의 금전 문제나 업무량 같은 환경적 스트레스를 어찌해 볼 도리가 없기 때문이기도 합니다. 하지만, 분명히 그 보다 더 중요한 이유가 있다.

우선, 내적인 스트레스 요인을 해결하지 않으면 외적 상황이 바뀐다고 해도 여전히 고질적인 스트레스가 또 다시 생산된다. 내적인 스트레스 요인은 그 사람의 부정적이고 경직된 사고방식, 일과 대인 관계를 곤란하게 만드는 개인적인 성격 특성, 건강을 해치는 생활 습관 등을 포함합니다. 그리고 치료되지 않은 우울증, 불안증 등 마음의 증상은 스트레스에 대처하는 능력을 현저히 떨어뜨린다.

또한 스트레스로 인한 심리적 위기 상황에서 자기 마음이 무너지지 않게 방어하는 것이 필요하다. 스트레스의 공격에 대해 가장 먼저 할 일은 나를 지키는 것이다. 스트레스로 인해 긴장하고, 걱정이 많아지고, 불안한 것은 어느 정도까지는 정상적이다. 적당한 위기감은 역으로 극복에 대한 동기가 된다. 그러나 스트레스 반응이 병적이어서 심한 우울증과 불안증으로 인해 대처 능력을 상실한다면 큰일이다. 그럼 내적인 스트레스 요인을 해결하고 스트레스로부터 나를 보호하기 위한 다섯 가지 지침을 소개하면 다음과 같다.

첫째, 심리적 심성을 길러야 한다. 즉, 나는 어떤 사람인가, 내 성격은 어떤가, 내 장점과 약점은 무엇인가 하는 것들에 관심을 가지고 그것들을 자연스럽게 받아들이는 습관이 필요하다. 자기를 아는 것은 심리적으로 가장 강한 힘이 된다.

둘째, 다른 사람과의 대화를 즐겨야 한다. 내 마음 속에 있는 것을 다른 사람에게 털어놓다 보면 스스로 정리가 된다. 또는 가끔은 기대하지 않은 좋은 조언도 듣게 되는 장점이 있다.

셋째, 건강 생활 습관이 중요하다. 운동, 식사, 규칙적 생활, 휴식 등은 여유가 있을 때나 생각하는 것이 아니다. 마음과 몸의 건강을 위해서는 가장 먼저 챙겨야 하고, 일에 의해 희생되어서는 안 되는 우선적인 것이다.

넷째, 도움을 구해야 한다. 도움을 구하는 가장 쉬운 방법은 스트레스를 해결하는 방법을 찾는 것이다. 가장 효과적인 방법은 전문가를 직접 찾아가는 것입니다. 심리 상담은 질병 치료의 수단이기도 하지만 일차적으로는 자기 발전과 적응력 향상의 수단이다. 만일 이미 병적인 우울증이나 불안증이 아닌가 의심된다면 반드시 병원을 찾아야 한다.

다섯째, 마음을 다스려야 한다. 인생을 살면서 자기의 삶에 대해 만족할 줄
아는 사람은 스트레스가 잘 생기지 않는다. 스트레스는 남과 비교해
부족한데서, 또는 개인적으로 부족하기 때문에 생기는 것은 내가 부
족해서 인가보다라는 생각을 가지면 마음이 편해진다.

여섯째, 종교를 갖는 것도 좋고 명상, 요가, 근이완요법, 바이오피드백 등을
통해서도 효과를 볼 수도 있다.

Chapter
4

걱정은 괜한 스트레스를 만든다

걱정의 사전적의미를 찾아보면 속을 태우거나 마음을 끓이는 일이라고 정의 내려지며 다른 말로는 근심이라고도 한다. 걱정도 스트레스를 불러일으키며 우리 생활에 있어서 아주 큰 영향을 미치며 큰 비중을 차지하고 있다. 큰 문제 다루듯이 겁먹을 필요는 없다. 책, 「너와 나누고 싶은 이야기」에서 보면 걱정에 대한 설문조사에 따르면 우리가 걱정하는 것의 40퍼센트는 결코 일어나지 않는 일이고, 30퍼센트는 이미 지나간 일이며, 12퍼센트는 우리와 상관없는 남의 일이고, 10퍼센트는 사실이든 상상에 의한 것이든 병에 관한 것이고, 8퍼센트만이 정말 걱정할 만한 일들이었다. 라고 나와 있다. 하지만 걱정에 대해 조사하고 난후 그 8퍼센트조차 에너지 그리고 무엇이든 할 수 있는 시간들을 소모해가며 걱정할 만한 가치는 없다. 자신이 무엇을 하든 자신만의 신념을 가지고 또, 자신에 대한 확신을 갖는다면 모든 두려움과 걱정을 극복 할 수 있지 않다.

이렇듯 걱정은 결코 많이 한다고 해서 좋은 일이 아니라는 것을 알 수 있다. 이런 걱정은 습관적으로 하는 경우가 아주 많다. 그래서 스트레스가 쌓이고, 여러 가지 문제에 부딪치며 살아오면서, 자연히 걱정하는 패턴이 하나의 관념으로 형성되어진다. 그리고 걱정이 심하게 되면, 패닉이 일어나는 공항을 경험하게 된다. 여기서 스트레스란 생체에 가해지는 여러 상해 및 자극에 대하여 체내에서 일어나는 비 특이적인 생물반응이라고 사전에서는 정의하고 있다. 과연 걱정을 함으로 인해서 정신적, 심리적으로 어떤 영향을 줄까?

"걱정과 싸우는 방법을 모르는 사람은 단명 한다."라고 미국의 회사에서 근무하고 있는 의사들의 연차 연합회에서 마요 진료소의 해럴드, c.해버인 박사는 다음과 같은 보고를 했다. 이 조사에 따르면 회사원의 1/3이 45세도되기 전에 고도의 긴장에서 오는 특유한 질환 즉, 심장병, 위계양, 고혈압에 걸린 것으로 조사되었다. 이유는 자신의 성공과 직위 보존 때문에 근심과 걱정을 생활화 하고 있기 때문이다. 더불어 걱정 스트레스에 의해서 발병하는 병들을 살펴보자면, 심장, 고혈압, 류머티스, 위장, 갑상선 등이 습관성 걱정으로 인하여 악 영향을 미치게 된다고 한다. 걱정은 육체를 힘들게 할 뿐만 아니라 마음의 병을 만들기도 한다. 걱정을 함으로써 마음 적으로 불안함을 느끼게 되며 심할 경우 자신에 대한 자신감 상실과 괜한 상상으로 마음을 무겁게 만들어 하고 있던 일에도 집중을 못하는 등 생활자체에 피해를 주기도 한다.

걱정하는 습관을 계속 유지하며 살아간다면, 육체적, 정신적으로 쓸데없는 소모를 하는 것이다. 이제는 계속 키우는 것이 아니라 우리

생활습관 그 자체에서 찾아볼 수 있는 걱정 극복 방법을 알아보고 실천하는 노력을 해야 할 것이다. 그렇다면 이러한 노력을 하기 위해서는 어떤 방법들이 있을까?

걱정은 사실 현실적인 사실에 근거하는 것이 아니라, 그 사실에 대한 우리의 반응이라 할 수 있다. 건강한 정신을 갖고 살면, 사실에서 오는 도전을 잘 극복하며 살수있다. 자기관리를 잘 하는 사람은 건강한 정신을 소유하며 살아 갈수 있다. 먼저 스트레스가 일어날 때에 그 걱정을 잘 처리하는 기본적인 테크닉만 알아도 훨씬 우리의 생활을 건강하게 살아갈 수 있다.

스트레스를 예방하는 방법

　　오늘날 '스트레스'는 우리들 인생의 화두이다. 직장인이건 주부이건 학생이건 현대인이라면 누구나 바쁘게 돌아가는 세상 속에서 스트레스와 함께 다양한 정신건강 문제를 경험하고 있다. 소음과 공해, 업무, 사람 사이의 관계, 재난과 사고, 교통체증 등 우리 주변에는 스트레스를 주는 요인들이 산재해 있다. 그러나 우리는 학교에서도 직장에서도 스트레스를 다루는 방법을 배워본 적이 없다. 그러므로 현대인들은 지나친 스트레스에 시달리고 있으면서도 스트레스를 조절하거나 해소하는 적절한 관리 방법을 알지 못하여 음주, 흡연, 약물 복용(수면제, 신경안정제), 과식 등과 같은 부정적인 방법으로 스트레스를 해소하고 있다. 이는 fast-food, 고속 여행, 즉흥 놀이처럼 급속성이 난무하는 분위기에서 보다 짧은 시간에 많은 것을 이루고자 하는 조급한 마음으로 이러한 방법들을 이용하고 있으나 이런 방법으로는 스트레스를 일시적으로 해소시킬 수 있을지라도 신체적·정신적 긴장감을 근본적으로 경감시키지 못할 뿐 아니라 스트레스를 해결할 수 있는 능력을 저하시킬 수 있으며 마음의 안정을 빼앗을 수 있다.

취업포털 잡코리아(www.jobkorea.co.kr)가 '최고의 스트레스 해소법'에 대해 남녀 직장인 998명을 대상으로 공동 설문조사한 결과, '스포츠나 헬스 등 신체단련 운동'이 14.3%로 1위로 조사됐다. 직장인 최고의 스트레스 해소법으로 여성직장인은 '마음 편한 사람들과 수다를 나눈다'가 18.3%로 가장 많았고, 남성직장인들은 '술자리'를 갖는다는 음주 문화가 18.2%로 가장 많았다. 그러나 남자직장인은 신체단련 운동을 한다(16.8%)로 나타났으며, 여성직장인은 신체단련 운동을 한다(11.4%)로 나타나 남녀 모두 합치면 운동이 공통적으로 스트레스를 해소하는데 가장 효과가 있는 것으로 나타났다. 이외에도 남자 직장인은 취미나 특기활동을 한다(15.9%), 잠을 잔다(10.4%) 순으로 많았다. 여성직장인은 영화 연극 콘서트 등 문화생활을 한다(12.2%), 취미나 특기활동을 한다(10.5%), 잠을 잔다(10.5%) 순으로 나타났다.

설문 조사를 분석해 보면 남성직장인과 여성직장인의 스트레스 해소 방법에는 다양한 차이가 있음을 알 수 있다. 주로 여성들은 감성적으로 스트레스를 해결하나 남성들은 동적인 일로 스트레스를 해소하는 것을 알 수 있다. 즉 여성들은 마음적으로 위안을 받는 것만으로도 스트레스가 해소되나 남성은 술을 마시거나 운동을 함으로 인해서 스트레스가 해소된다는 것이다.

그러나 지금까지 설문상으로 나타난 스트레스 해소 방법으로는 스트레스를 잠시 해소할 수 있으나, 근본적 해결은 불가능하다. 앞의 방법으로 스트레스를 해소한다면 스트레스가 완전히 없어 지는 것이 아니라 스트레스가 잠시 잊혀지는 효과를 갖게 하지만 현실로 돌아오면 다시 스트레스가 발생하게 될 가능성이 높다. 스트레스를 근본적으로 해결하기 위해서는 무의식속에 있는 '나'를 먼저 해소시켜야 한다.

스트레스를 해소하는 방법에는 다양한 방법이 있는데 이들 중에서 자신의 근본적인 스트레스를 해결할 수 있는 방법을 찾아내는 것이 제일 중요하다. 현재 효과가 입증된 스트레스 해소 방법에는 심리 혹은 정신 치료 요법, 바이오피드백 요법, 점진적 이완 요법, 운동 요법 등이 있다. 이러한 방법들은 외적인 스트레스 요인들을 직접적으로 제거할 수는 없다 할지라도 개인이 각자의 삶 속에서 끊임없이 찾아오는 각종 스트레스를 올바르게 인식하고 이들이 건강에 미치는 나쁜 영향을 덜 받으며 지낼 수 있게 하는 방법들이다.

3) 스트레스를
알면
해결 방법이
보인다

말 못하는 영아(嬰兒)도
스트레스를 느낀다

아이가 출생하여 유아1개월 전까지의 아이를 갓난아기, 젖먹이 또는 신생아라고 부른다. 출생하여 1세까지를 영아(嬰兒, infant) 또는 아기라고 한다. 영아는 인간 발달 단계 중 가장 어린 시절, 주로 걷기 전 또는 만 1세 전을 일컫는다. 만 1세가 되거나 걷게 될 때 쯤 부터는 유아라는 말을 쓴다. 유아는 인간 발달 과정의 두번째 과정이라고 보며, 영아 이후 아동기 이전의 12에서 36개월의 시절을 말한다.

1-3세가 되는 영아와 유아기는 신체가 몰라보게 쑥쑥 자라는 시기로 덕이 빈번하며 짜증을 많이 낸다. 따라서 이 시기를 "미운 네 살"이라고도 하는데 이러한 단계는 아이들의 환경마다 다르지만 빠르게는 9개월부터 시작된다. 영아와 유아기에는 기쁨이나 즐거움 같은 긍정적인 정서를 자주 표현하는 시기이며, 친숙하지 않은 환경에 대한 두려움이 나타나며, 낯선 사람에 대한 두려움이 나타나는 시기이다. 그러나

부모와 같이 자신을 존중해 주는 특정인에 대해서는 애착심을 갖고 기쁨을 표시한다. 부모는 영아의 정서표현에 대하여 기쁘고 즐거운 태도를 보임으로써 긍정적인 정서를 촉진시킬 수 있다.

또한 이시기는 자신의 감각 및 신체에 대한 인식은 초보적인 상태로 받아들여져 외부의 자극 중 주로 감각적 자극에 반응한다. 예를 들면 외부로 부터 주어지는 단순한 시각, 청각, 촉각, 후각, 미각 등 감각적 자극에 대하여 민감하게 느끼거나 반응한다. 또한 손으로 만져보거나 눈으로 봄으로 인해서 자신의 감각기관을 통해 주변 환경을 탐색할 수 있는 능력을 가지고 있다. 따라서 이 시기는 외부의 자극에 대하여 흥미를 가지고 있기 때문에 즐거움을 강화시켜 주기 위한 새로운 장난감을 주는 것이 좋은데 이를 요리재료로 활용하는 것은 매우 좋은 방법이다. 이때 부모는 내담자들의 신체활동에 대하여 기쁜 감정을 표현해주면 내담자의 행동을 강화시키는 역할을 해준다.

영아는 너무 어리기 때문에 스트레스가 없다고 생각하지만 영아에게도 배가 고프거나, 더러운 기저귀를 갈아주지 않거나, 피곤한데 잠이 오지 않거나, 모르는 사람이 자기를 안거나 만지려고 하거나, 예측하지 못한 사건을 경험한 경우가 있었고, 높은 곳에서 떨어지거나, 아프거나, 갑자기 환경이 바뀌어 춥거나 덥거나, 너무 눈이 부시거나 하는 신체적인 자극들이 스트레스가 된다.

영아의 스트레스는 개월 수가 많이 지날수록 스스로 해결하려고 노력하는 행동을 보이고, 어려운 것들은 다른 사람의 도움을 구하여 스트레스를 해결하려는 행동을 보인다. 영아의 스트레스를 해결하는 방법은 3-6개월의 어린 영아에게는 달래거나 스트레스 요인을 제거하려고 시도하는 행동을 더 많이 하고, 15-18개월의 영아에게는 영아 스스로 주위를 환기시키는 반응을 더 많이 한 것으로 나타났다.

유아들은 심리적인 불균형감을 최소화하기 위해 의식적, 무의식적으로 자주 책략들을 변화시키고 다양화 시킨다.

영아 스트레스 해소방법은 맛사지를 통해 신체의 긴장을 풀어주거나, 아로마를 이용하여 좋은 향기 자극을 주는 것도 긴장을 푸는 좋은 방법이 된다.

Chapter 2

성장통으로 찾아오는 아동기 스트레스

유아기를 마치면 아동기(6,7~12,3세)로 접어든다. 아동기에는 신체의 성장 속도가 완만해 지다 다시 아동기 이후 청소년기에는 또 다시 성장 급등이 일어나게 된다. 아동기가 되면 운동기능도 더욱 강화되고 정교하게 발달한다. 아동의 성장속도와 신체의 크기는 개인차가 큰데 이것은 유전적 요인뿐 아니라 환경적 요인의 영향도 작용하는 것으로 보인다. 아동기가 되면 신체와 체중이 점차적으로 증가하며 근육이 성장하는 신체에 적응하느라 근육이 당기는 듯한 통증을 경험하게 되는데 이것을 성장통이라 한다.

아동기에는 우선 근육의 성숙과 병행하는 힘의 증가로 아동은 점차 빨라지고, 강해지고, 민첩해진다. 뛰기, 신호에 대한 반응, 짧고 빠른 동작의 연결 등의 운동속도도 아동기를 통해 점차 증가한다. 최근의 연구를 보면 오늘날 아동이 과거에 비해 앉아서 하는 활동의 비중이 높고 아동이기에 충분히 발달되어야 하는 운동 기술의 부족으로 건강상의 문제를 갖게 되었다고 지적하고 있다. 이렇게 비활동적인 생활 스타일은 고혈압이나 아동비만 같은 질병을 일으키는 위험한 요소로 보고 있다. 또한 아동기 근육의 성숙과 힘의 증가는 통합능력과 조절능력을 가지지 못하여 아동이 뇌에서는 명령하지만 손으로 표현하기까지에는 원활하지 못할뿐더러 결과가 원하는 대로 표현되지 못한다.

아동들의 세계에서 유발될 수 있는 스트레스 경향들을 살펴보면, 가족관계, 병, 죽음과 같은 것들과 또래간의 경쟁, 사회에서의 고립화, 도시에서의 생활, 전쟁 등을 들 수 있겠다. 아동들은 사랑받기를 원하고, 보호받고, 의존하고 싶은 욕구를 가지면서도 모험과 위험을 즐기고 싶기도 하고 독립적인 것을 원하기도 한다. 자신을 발견하는 이러한 과정들은 성장을 위해 필요하다고 보고 있다. 아동스트레스의 유형 및 원인을 보면 다음과 같다.

1) 부모에 관련된 스트레스

부모는 아동이 일차적으로 심리적이고 환경적으로 안정감을 가질 수 있는 장소이다. 하지만, 가정내에서 발생하는 여러 가지 문제에서 아동은 스트레스를 받게 된다. 아동은 부모가 자신에게 빠르게 성인의 행동을 취하도록 독촉하게 되면 자신의 능력에 벗어날 때 스트레스를 느끼게 된다. 부모가 아동에게 어른처럼 행동하라고 요구하거나 집안일에 도움을 주는 심부름이나 청소를 하라고 명령하면 아동들은 스트레스를 받게 된다.

맞벌이 부부를 둔 자녀들은 부모의 사랑을 기다리면서 스트레스를 느끼거나 다른 집에 아이를 맡기는 경우는 부모를 기다리는 스트레스가 심하다. 특히 일하는 부모. 특히 어머니가 직업을 가진 경우는 어머니가 시간에 쫓기어 아이들을 동반자로 취급하여 너무 일찍 성인의 의무와 책임을 강조하고 아이들에게 의사 결정권을 부과함으로써 결과적으로 아동에게 스트레스를 주는 결과를 초래한다. 부모의 장기적인 실직도 아동이 알게 되면 경제적으로 어려운 것에 대해 원망하면서, 동시에 부모를 돕고 싶어하는 스트레스를 느끼게 된다.

또한 아동은 부모가 다투게 되면 싸움의 원인이 자신이라고 믿는 데서 스트레스가 생기게 된다. 심한 경우 이혼하게 되면 이혼은 수년이 걸리는 과정이므로 여러 가지 스트레스를 만들어 낸다. 아동은 아버지와 어머니 중 누구에게 애정을 의지해야 하는가에 대해서 엄청난 스트레스를 느낀다.

만약 부모로부터 매를 맞거나 학대를 당하는 사건이 생기면 그 긴장은 짧지만 기억에는 오래 남게 된다. 마찬가지로 부모의 사망도 아동에게는 충격적인 스트레스로 작용한다. 그리고 아동이 부모에게 표현하는 애정에 대해 관심이 없거나 통하지 않으면 아동은 정서적 불안에 빠지게 되며, 세상에 혼자라는 외톨이 의식을 심어주게 된다. 반면 아동이 막내, 혹은 장자라는 이유로 과잉보호를 하게 되면 스스로 곤란에서 벗어나는 능력을 상실하게 되고 부모에게서 받는 부담감으로 인해 스트레스를 받게 된다.

2) 형제자매에 관련된 스트레스

잘 지내고 있는 아동도 동생이 출생하게 되면 동생에 대하여 사랑, 증오, 보호, 질투 등의 다양한 감정들로 인하여 아이를 초조하게 하며, 동생을 하나의 경쟁자로 이해하면서 스트레스를 받게 된다.

3) 환경의 변화로 인한 스트레스

아동들은 익숙한 환경인 집에 대해서 친근한 생각을 가지고 있는데 여행을 가서 새로운 환경을 만났다거나 부모에 의하여 다니는 학원들이 많을수록 그로 인해 새로운 환경의 변화에 민감하게 적응하지 못하여 스트레스를 받게 된다. 취학아동이 되면 아동은 학교에서 부모와 결별을 해야 하고 형제들과도 분리가 됨으로 인하여 결과적으로 긴장하게 된다. 유치원이나 학교에서는 선생님의 변동이나 경쟁심을 유발하게 되면 아동은 스트레스를 받게 된다.

아마도 아동이 직면하는 삶의 스트레스 중 가장 가혹한 것은 가난으로부터 오는 것일 것이다. 만성적으로 가난한 아동과 비교해서 갑자기 가난해진 아동의 스트레스는 어느 정도는 다르다. 그들은 다른 사람이 입던 옷을 입고, 식량배급을 받기 위해 줄서있는 부모의 굴욕스러운 모습을 보는데서 스트레스를 경험한다.

4) 개인적 원인

아동은 또래 집단과의 관계를 맺어감에 따라서 외모에 대한 관심이 높아져 간다. 이 시기에 자신의 외모에 콤플렉스를 가지게 된다면 대인관계에서의 자신감이 결여되고 스트레스에 시달리게 된다. 또한 개인적으로 아동이 거지고 있는 소아마비나 아토피성 피부염, 그 외의 상해 등의 질병을 가지게 되거나 병원에 입원하게 되면 아동은 스트레스에 시달리게 되고, 삶의 의욕을 상실하기 쉽다.

5) 기타 스트레스

이외에도 아동은 조부모의 사망 혹은 질병, 애완동물의 죽음, 여행 등이 스트레스의 원인 된다. 있다. 그리고 유치원이나 학교에서 비롯되는 스트레스로는 입학, 새 선생님 , 경쟁 등이 있다.

● 아동스트레스의 해결 방안

아동의 스트레스를 해결하기 위해서는 아동도 성인과 마찬가지로 항상 스트레스를 받고 있다는 사실을 인식해야만 한다. 아동의 스트레스를 효율적으로 해결하기 위해서는 전문가들의 임상학적인 도움과 연구가 있어야 할 것이다.

아이는 어른을 비추는 거울이다. 아동이 받는 스트레스의 대부분의 요인은 부모 및 주위의 어른으로 인한 것이다. 아이가 올바르게 성장 할 수 있도록, 그리고 부모의 강압이 아닌 스스로 원하는 것을 이루는, 자아를 찾아갈 수 있도록 올바르게 인도해 주는 것이 아동을 대하는 올바른 어른들의 역할 일 것이다.

결국 아동기에는 적정한 신체훈련을 통해서 대근육과 소근육의

조화, 뇌와 신경회로의 손의 협응력이 절실히 필요한데 이러한 훈련을
통해서 적절한 훈련을 할 수 있다.

정신과 신체의 부조화로 찾아오는
청소년 스트레스

청소년기의 특징은 자신의 몸이 급격하게 성장함으로 인해서 정신과 신체의 부조화로 인하여 일관성이 없고 불안한 감정을 갖는다. 또한 정신적으로는 미숙하기 때문에 자기 통제가 약하고 자아의식이 발달하여 열등감과 우월감을 동시에 갖는다는 것이 특징이다. 청소년기의 정서는 아동기 때와는 달리 내면적이고 영속적이어서 정서가 내부에 숨겨지거나 방어적이어 감성적이기 쉽다.

뿐만 아니라 청소년기에는 부모에 대한 의존적인 상태로 부터 점차 독립하여 자신의 판단과 책임에 따라 독립된 행동을 하려고 하는 심리적 이유기가 나타나 부모에 대한 반항은 부모와의 관계변화과정에 있어서의 필연적인 마찰인 것이다. 특별히 한국의 청소년은 지나친 입시 경쟁으로 인한 정신적 억압을 가장 많이 당하고 있는 실정이며 교사들에 대한 인격적인 불신과 경멸은 청소년들의 정서를 더욱 불안하게 만들고 있다.

이처럼 청소년들은 심리적으로도 불안정한 상태이기 때문에 안정적인 환경이 가장 중요하지만 급변하는 사회에서 사회로 진출하도록 환경 자체가 요구를 하고 있기 때문에 청소년들은 어른보다도 다양한 곳에서 스트레스를 받고 있다.

첫 번째로 청소년들은 그들의 신체 변화와 함께 가정적으로나 사회적으로 어른처럼 행동하기를 원하지만 제대로 자신을 통제할 수 없는 상태이기 때문에 요구와 현실사이에서 스트레스를 받는다.

둘째로 청소년기는 학업적 욕구가 그 어느 때보다 왕성한데 욕구와 현싱의 갭이 클수록 좌절로 스트레스를 받는다. 자주변하는 대학입시, 더 많은 것들을 요구하고 있기 때문에 청소년들에게 학업적인 스트레스는 더 해 가고 있고 더 심한 경우 청소년의 자살로 이어지고 있다.

세 번째로 청소년기에는 심리적으로 안정을 가져야 하는 시기 임에도 불구하고 부모간의 갈등과 싸움으로 인해서 안정적이지 못한 가정 환경, 부모의 별거나 이혼, 사랑하는 사람의 죽음, 많은 이사와 전학, 가족의 경제적인 문제 등의 불안한 상황이 생기게 되면 이로 인하여 스트레스를 받게 된다.

청소년기에 나타나는 스트레스를 보면 아래의 도표와 같다. 청소년의 주된 스트레스 증상은 신체적, 정서적 그리고 행위적으로 나누어지는데, 식욕상실과, 질병, 악몽, 불안, 충동적 행동과 싸움 등은 아동기에 스트레스 증상이 청소년기에서도 나타나는 것을 알 수 있다.

청소년의 스트레스

신체적	정서적	행위적
수면곤란	악몽	충동적 행동
식욕상실, 과식	극적인 정서변화	싸움
만성피로	무가치한 느낌	도벽
소화장애	의심	결석
빈혈	실패감	의욕상실
식은땀	냉담, 무관심	술과 약물 복용
질병발생	비현실감	열등감
건망증	과도한 불안	이상한 것을 주의집중
두통, 감기	신경질	고함지름

Chapter 4

인생의 전환기에 찾아오는
성인전기 스트레스

성인전기는 청소년들이 성인으로서의 삶을 위한 마지막 준비를 하는 시기인 20세부터 성인으로서 의 삶을 본격적으로 영위하게 되는 40세까지의 시기를 말한다. 이때는 사춘기와 청년기를 지나온 청소년들이 성인으로서의 삶을 위한 마지막 준비를 하는 시기로써 자신의 자아정체감을 확립하고, 성역할을 습득해 나가며, 직업 및 진로 선택에 대한 의사 결정 등 다양한 발달과업을 수행해야 하는 중요한 인생의 전환적 시기이다. 개인의 발달과정에서 신체적으로나 지적으로 가장 정점에 있는 시기다.

신체적으로는 체력, 정력, 지구력, 감각 등 신체 기능의 모든 면에 있어서 최고의 절정에 이르는 시기로 인생 주기 동안에서 인간이 가장 건강하다고 느끼는 시기다. 지적 발달이 최고조에 달해 성인 전기의 사람들은 다른 연령대에 비해서 가장 높은 지적 기능을 소유하고 있다.

　　사회적으로 개인이 경험하게 되는 다양한 환경 변화에 적응해 나
가는 과정을 통해서 앞으로 살아가야 할 인생이 결정하게 됨으로 인생
의 중요한 선택으로 인하여 스트레스를 받게 된다. 고등교육 기관으로
의 진학이라든가 취업 및 직업 활동, 그리고 결혼과 가정생활 등 여러
가지 면에서 인생에 중대한 결정을 주는 선택을 하게 된다.

　　30대가 되면 인생의 전환기를 맞이하여 20대의 성인 전기 입문기
의 마감과 함께 자신의 인생 구조를 재평가 하는 시기다. 그 동안 살아
온 것에 대하여 잘 살아왔다면 문제가 적지만 잘살지 못해왔다면 이때
는 자신의 부족함에 대하여 스트레스를 가지고, 가정과 직장 사이에서
우선을 어디에 두어야 할지 스트레스가 많은 시기이다. 33~40세의 성
인 전기 절정기에는 인생에서 절반을 넘는 시기로 사회에서 ‘연소자’의
위치에서 “연장자”의 위치로 이동하게 되는 시기로 사회적으로 지위와
역할을 갖추기를 원하는데 있어서 도달한 사람은 스트레스가 많지 않
지만 도달하지 못한 사함은 심각한 스트레스에 빠지게 된다.

　　결혼, 관계 스트레스이다. 함께 살아간다는 것 자체가 많은 마찰이
있기 마련인데 가장 가까운 관계이기 때문에 더 많은 상처를 서로가
받고 살아간다. 부모가 부부관계에 문제를 경험하거나 배우자와 같이
지내는데 어려움을 느끼는 경우에는 자녀의 다양한 요구를 충족시켜
주기가 힘들어진다. 이러한 부부 문제는 사소한 말다툼에서부터 폭력
행동까지 여러 가지로 나타난다. 환경변화나 문제에 적응하는데 어려
움을 겪는 아이들의 부모들에서 이런 부부 문제의 스트레스가 많다고
알려져 있다.

세 번째로 양육스트레스이다. 가장 힘든 스트레스일거라고 생각되는 양육스트레스는 소위 아이자체가 까다로운 기질을 타고난 아이 때문에 받는다. 이러한 자녀에게 시달린 부모는 너무 스트레스를 받아서 정작 필요할 때 부모로서의 역할을 못하는 경우도 많다.

인생의 결정적 전환기에 찾아오는
성인중기 스트레스

　성인 중기는 40-60세로 일반적으로 구분하며, 인생의 결정적 전환의 시기, 중년기가 되면 자녀들도 어느 정도 성장을 하고 집을 구하거나 가정적으로 안정되어 있는 시기이다. 그래서 사회적으로 어느 정도 완성을 이룬 인생의 황금기라고 볼 수 있다. 그러나 이러한 현상은 의외로 외부에서 보이는 현상일 뿐이고 내부에서는 스트레스가 시작된다. 지금까지 생각하지 못했던 앞으로 다가올 인생의 내리막길인 노후준비를 해야 하는 시기이기 때문이다. 그래서 인생의 중년기는 인생의 황금기인 동시에, 새로운 위기를 맞는 시기이다.

　중년이 되면 여성과 남성은 신체적으로나 생리적으로 노화현상을 맞게 된다. 그래서 흰머리가 늘어가고, 주름살이 늘어 가고, 피로가 증가하고, 노안이 찾아오면서 자신이 늙어 감을 새삼 실감하게 된다. 남자들은 지금까지 무엇이든 할 수 있다는 자신감으로 살다가 점점 자신감을 상실하고 가정을 찾게 된다. 미각은 50세 정도에 떨어지기 시작하며, 촉각기능도 저하되어 피부진동이나 피부압력에 민감성이 떨어지며, 여성에게는 폐경이 찾아오며, 이때 자아정체감을 확립하지 못하고 자녀만을 자아충족의 유일한 수단으로 여겨온 경우 가정에서 공허감이 커지며 생기가 상실되면서 오는 빈둥지 증후군으로 오는 불안, 우울, 정서적 불안정 등의 증세를 보인다.

여성의 노화는 사회적으로 부정적으로 인식되나 남성의 노화는 사회적으로 경험과 노련미를 상징하게 되며 기억력이 쇠퇴하는 반면, 사고력, 판단력, 문제해결력 등의 능력이 증대하게 된다.

이 시기의 남자들은 현실에 안주하기보다는 새로운 것을 시도하려는 모험을 하기도하고, 지난 날 잃어버린 것을 다시 찾아보려고 애쓰기도 한다. 그래서 때로는 다니던 직장을 그만두고 새로운 사업에 손을 대기도 하는 것이다. 반면, 지금껏 자신의 목소리를 크게 내지 않고, 남편과 자식을 위해 순종적으로 살아 왔던 여자들은 이 시기에 자기주장을 하기도 하고 남편에 대한 비판도 서슴지 않는다.

이 시기는 마치 사춘기 청소년이 부모로부터 독립하려고 몸부림치는 것처럼, 자신의 정체성을 찾기 위해 애쓰는 시기이다. 즉, 사춘기에 나타나는 현상과 비슷하게 다시 한 번 정신적 방황과 감정의 격랑에 휘말리게 되는 것이다. 그래서 이시기를 '사추기' 또는 '제2의 사춘기'라고 부른다. 청소년들이 사춘기의 감정변화만으로도 감당하기 힘에 겨운 판에 입시라는 큰 멍에까지 걸머졌듯이, 중년기에 있는 사람들도 인생의 전환기에 명예퇴직이나 조기퇴직이라는 굴레를 짊어진 셈이다.

중년기는 그 어느 때보다 스트레스를 더 많이 받는 시기이다. 중년기의 직장인일 경우, 상사를 깍듯이 모셔야 하는가 하면, 아랫사람들의 눈치까지 살펴야 한다. 그야말로 '샌드위치맨'의 신세를 면하기가 어렵다. 더욱이 젊고 패기에 찬 부하직원들과 경쟁하면서 언제 뒤쳐질지 모른다는 긴장과 불안감 속에서 살고 있다. 이 외에도 배우자로서, 즉 남편이나 아내로서의 역할을 잘 수행해야 하고, 가장이나 어머니로서 자녀양육과 교육에도 힘을 쏟아야 한다. 또한 부모님을 돌봐야 하며, 자신의 신체적 변화나 건강은 물론, 가족들의 건강문제에도 신경을 써야한다. 이처럼 중년기는 새로운 자신의 역할을 모색하는 등, 한시도 스트레스에서 벗어나기 어려운 상황이다. 따라서 이 시기에는 여러 가지 복잡한 문제에 한꺼번에 부딪히기 때문에 신체적으로는 물론이고 정신적으로도 병에 걸릴 위험이 높다. 그래서 중년기는 그 어느 때보다 자신의 건강에 더 많은 관심을 가져야 할 시기이다.

성인의 스트레스

스트레스의 증상		
짜증, 흥분, 우울	설사, 소화불량	이갈이
충동적 행동, 정서불안	월경불순(여성)	안절부절함
긴장과 경계	입맛상실, 과식	주의집중 곤란
피로와 기쁨상실	심한 흡연	현실감각 상실
울고싶은 충동	약물 복용	말더듬
가슴이 두근거림	알콜 중독	편두통
입과 목이 탐	불면증	야뇨
잦은 소변	근육경련	신경증

누구나 느끼게 되는 노인 스트레스

노인들의 평균수명이 늘어나면서 노인들 스트레스 또한 증가되고 있다. 노인기는 생리적, 육체적으로 기능이 약화되어 가고 있으며, 이와 함께 심리적인 면에서도 성격이나 정신기능이 감퇴되어 가고 있으며 사회적 관계가 축소되는 시기이다.

사회가 가속화되고 노인자살이 급증하고 있는 가운데 60세 이상 주민 10명 가운데 8명 이상이 자살충동을 느꼈다는 한 결과가 나와 충격을 주고 있다. 연구 결과를 분석해 보면 경제적 수준이 낮고 스트레스 경험과 우울감이 많을수록 자살에 대한 생각이 깊은 경향이 있다.

또 다른 연구에서는 성격이 장수에 어떤 영향을 미치는지 알아본 결과 일반적으로 외향적이고 개방적인 성향이 장수하며 여성의 경우 성실한 성격과 신경 과민형 성격이 더 오래 사는 것으로 나타났다. 이는 외향형인 경우 스트레스 제공자의 위협을 약하게 평가해 충격을 덜 받기 때문이라는 것을 알 수 있다.

노인 스트레스의 원인을 보면 첫째, 노인은 고독 스트레스가 있다. 노인은 자녀들이 결혼이나 공부를 위해 떠나 버리다 보니 자연적으로 고독 속에 살고 있다. 그리고 이제나 저제나 자식에게 안부 전화나 올까하며 외로움의 스트레스 속에서 살게 된다.

둘째, 빈곤 스트레스가 있다. 노인들은 자식을 키우면서 가지고 있는 재산을 자식들에게 다 나누어 주고 나니 남는 것이 없는 경우가 많다. 그러나 노인이 될수록 건강한 삶을 살고, 품위를 유지해야 하기 때문에 돈이 충분히 있어야 든다. 따라서 노인에게 돈이 없으면 궁핍한 삶과 함께 먹고 살아나가기 위한 스트레스부터 경제적인 스트레스를 받게 된다.

셋째, 질병 스트레스가 있다. 노인은 신체적 장기가 노화되어 치아의 상태가 좋지 않을뿐더러 소화가 잘 안되지 않는다. 또한 혈액 순환이 원만하지 않고 고혈압에 걸리기 쉬우며 기력이 떨어져 움직이기 어렵거나 치매에 걸릴 스트레스를 가지고 있다.

넷째, 역할 상실의 스트레스가 있다. 노인은 사회적으로 할 수 있는 일이 줄어들기 때문에 자신의 지위나 역할이 없다는 사실에 자신의 존재감을 상실하고 삶의 가치를 느끼게 된다. 따라서 삶의 의미를 상실하고 자신이 무가치한 것이라고 인정하게 된다.

노인이 스트레스를 받게 되면 신체적인 증상을 보이게 된다. 노인이 스트레스를 받으면 순간 신체적으로는 맥박이 빨리 뛰거나 불규칙하게 뛰며, 이로 인해 원인 불명의 고혈압이 생기거나 혈액순환이 잘 안 되어 가슴이 아픈 현상 등이 나타날 수 있다. 이와 함께 위경련, 가슴앓이, 딸꾹질, 설사, 위산 과다분비, 변비, 신경성 기침, 기관지 천식, 두드러기, 가려움증, 신경성 피부병, 숨을 가파지고, 땀이 지나치게 많이 난다. 그러나 스트레스가 오래 지속되면 소변을 자주 보게 되거나, 발기부전, 불감증, 조루증, 당뇨병, 비만증, 갑상선 질환, 원형탈모증, 우울증, 공포증, 기억력 장애, 불면증 등으로 발전한다. 특히 문제는 스트레스는 면역기능을 약화시켜 면역성을 감소시키며, 병균 감염이 증가하여 쉽게 병에 걸리게 만든다. 따라서 노인기에는 더더욱 스트레스를 관리해야만 한다.

● 스트레스 대처방안

첫째, 비타민C를 복용한다. 비타민C는 누구에게나 다 도움이 되지만 특히 노인들에게는 노화가 부족해져가는 항 산화물질을 생성하는 데 도움이 된다.

둘째, 운동이 있다. 운동을 통해서 충분히 노인 스트레스를 감소시킬 수 있다. 운동은 과격한 운동보다는 가벼운 걷기, 스트레칭과 같은 유산소 운동이 적합하다. 소요 시간은 10~15분 정도로 구성하고 강도는 지치지 않고 심리적, 생리적으로 스트레스를 받지 않을 정도가 적당하다.

심각한 사회문제로 등장하고 있는
직장인 스트레스

사회가 변화하면서 다양한 종류의 스트레스가 나타나고 있는 요즘 '직장 스트레스'는 최근 심각한 사회문제로 지적되고 있다. 우리가 일상에서 겪는 다양한 스트레스 중 가장 큰 것은 아마 직장인들이 겪는 스트레스가 아닐까 생각한다. 왜냐하면, 직장이라는 곳은 일적인 즉, 공적인 만남이 이루어지는 곳이기도 하지만 인생에서 가장 긴 시간이기 때문이다. 직장은 친교나 정서를 나누는 모임이 아니라 회사의 이익과 자신의 자아실현과의 조화와 함께, 업무에 대한 인간관계와 함께 책임이 부여된 공간이라는 특성을 가지고 있기 때문이다.

최근 우리나라의 한 보험회사가 남자 직장인 600명을 대상으로 한 설문조사에 따르면 응답자의 94.8%가 직장생활로 인해 스트레스를 받고 있다고 답했다. 또 응답자의 82%가 스트레스로 인한 질병을 앓은 경험이 있는데, 두통이 31.7%로 가장 많았고, 위장장애 21.3%, 불면증

10.8%, 탈모 5.7%, 변비 또는 설사 4.3%, 심장호흡질환 3.5% 순으로 나타났다.

직장에서 받는 스트레스의 원인을 살펴보면 다음과 같다. 직장인이 받는 스트레스 중에서 가장 큰 것은 무엇보다 직장인의 직장에서의 도태나 퇴출에 대한 압박감이다.

다음으로는 하기 싫은 업무를 맡아서 억지로 하게 될 때, 직장 상사나 동료와의 업무적 갈등이 생길 때, 상사로부터의 인정을 받지 못했을 때, 뒤떨어지지 않으려는 과정에서 생기는 압박감, 그리고 새로운 업무를 맡게 됨에 따라 직무수행상의 생소함, 낯선 부서로의 전출, 일은 열심히 했는데 성취감이 부족할 때, 업무가 과다하게 집중될 때, 반대로 업무가 감소하여 할 일이 없을 때, 업무가 단조로워 질 때, 열악한 근무환경에서 오랜 시간 일하게 될 때, 직장 내에서 경쟁의식이 심화될 경우, 고객이 컴플레인을 제기할 때, 승진에서의 탈락하거나, 동료·후배보다 뒤떨어지게 될 때, 조직내 동료 직원들에게 왕따를 당했을 때 나타난다.

직장내에서 가벼운 스트레스는 오히려 경쟁심을 자극하고 일을 하겠다는 욕구를 증가시키지만, 과도한 스트레스로 인해 생길 수 있는 불안증, 불면증, 우울증, 알코올. 카페인. 약물. 담배 중독 등 심하면 자살까지 하는 심각한 경우가 나타난다. 이러한 스트레스를 방치해두고 힘들어만 할 것이 아니라 수용하고 받아들여 스트레스를 관리할 필요성이 있다.

●직장인 스트레스 다스리기

일에 대한 욕심을 줄인다. 모든 일을 다 하려 하지 않는다. 부탁을 들어주다 보면 지쳐서 쓰러지는 수가 있다. 자신의 한계를 넘는 것은 과감하게 "NO!"라고 말한다.

두 번째로는 협조하는 자세로 일하는 것이다. 상사의 말만 듣고 수동적으로 행하지 말고 자신의 의견도 제시하며 좋은 방향으로 모색해 나간다. 또한 화를 내야할 때 참지 않는다. 화를 내야할 이유가 있을 때는 타이밍을 놓치지 말고 낸다. 그것이 쌓여서 스트레스가 되어 자신에게 안 좋게 된다면 그때는 더욱 크게 화를 내게 될 지도 모르기 때문이다.

넷째, 자신을 위해 시간과 물질을 투자한다. 스포츠나 독서 등 규칙적으로 자신을 위해 시간을 투자하면 반복적인 직장에서의 스트레스에서 벗어나 활기찬 생활을 즐길 수 있다. 직장과 무관한 친구와 교제를 나눈다. 직장에서 얻은 불만을 털어놓을 믿을 만한 학창 시절 친구와 대화를 나눈다.

마지막으로 자신의 능력을 과신하지 말아야 한다. 많은 업무를 책임지게 되면 어떤 강자라도 많은 스트레스를 받게 된다.

마지막으로 원만한 인간관계의 필요성이다. 자신이 먼저 마음을 열고 상사와 동료들을 대하는 적극적인 자세가 필요하다. 스트레스를 받는 직장인이 늘어나면서 다양한 방법의 스트레스 대처방법들이 인기를 더 해가고 있다.

역할의 변화로 생기는 주부 스트레스

요즘 발 빠르게 움직이는 사회 속에서 여성들의 사회적 진출은 증가하였다. 그래서 예전처럼 결혼 후에 전업주부로만 살아가는 여성들이 많이 사라지고 경제적인 원인 등의 이유로 많은 여성들이 주부의 삶과 직장인의 생활을 하며 살아가고 있다. 가치관의 변화로 여성들의 역할이 단순히 가정을 돌보고 집안일만 하는 것에서 다양한 역할로 인식이 변화하고는 있지만 아직도 우리 사회에서는 가부장적인 가치관으로 많은 기혼여성들이 스트레스를 받으며 살아가기도 한다. 주부스트레스의 심각성을 보여주는 예로 신문에 나온 기사하나가 있다.

가사노동의 스트레스를 견디지 못한 독일의 한 여성이 주치위반 벌금을 내는 대신에 3개월간의 감옥행을 선택하는 웃지 못 할 일이 벌어졌다고 현지 언론이 보도 했다. 처음에 50파운드(약 9만원)에 그쳤던 벌금은 연체돼 2,500파운드(약 470만원)으로 불어났고 최근 "즉시 벌금을 내지 않으면 교도소행을 면치 못할 것이라는 경고장을 받기에 이르렀는데 과중한 가사노동에 지친 브루노씨라는 주부는 벌금을 내는 대신 '교도소행'을 선택하고 체포될 순간만을 기다려왔다고 말했다고 한다. 그는 "내 앞으로 날아온 불법주차 벌금도 사실은 남편에게 청구 되어야 할 몫"이라며 "처음 경고장을 받았을 때는 벌금을 낼 돈이 없다는 사실에 걱정이 앞섰지만 곧 '집에서 해방될 수 있는 절호의 기회'라는 생각이 들었다"고 털어놓았고 하였다. 결국 경찰에 연행된 그 주부는 "매일 식사를 할 수 있고 따뜻한 물로 샤워를 할 수만 있다면 감옥에 갇혀있어도 좋다"며 "교도소에 간다는 것은 곧 요리, 설거지 그리고 집안 청소를 할 필요 없이 완벽하게 쉴 수 있다는 뜻"이라며 '교도소행'을 반겼다고 보도했다. 이처럼 주부가 겪는 스트레스는 작은 문제가 아니며 얼마나 심각하게 고통을 받고 있다. 우리가 쉽게 여기고 간과할 수 있는 주부 스트레스에 대해 알아보았다.

　주부 스트레스의 정의로 주부들은 자아실현의 욕구로 말미암아 자신의 일에 대한 갈망과 가정 내 역할사이에서 갈등을 느끼며 남성들은 다양해진 여성들의 역할에 대하여 적응을 하지 못하고 계속 전통적인 역할을 기대하는 데서 긴장감과 갈등을 갖게 된다고 하였다(이효제, 1971).

　이와 같이 주부의 스트레스는 사람의 생활환경, 특히 가정생활의 모든 영역은 스트레스 요인으로 작용할 수 있으며, 이러한 스트레스는 긍정적인 결과로 가정의 성장·발전에 기여할 수도 있고, 역으로 부정적인 결과, 즉 심각한 가족문제를 초래할 수도 있다.

　주부에게 생기는 스트레스의 원인은 다음과 같다.

첫째, 결혼한 지 얼마 되지 않은 기혼 여성에게 올 수 있는 임신이 있다. 자신의 2세를 가진다는 것은 기쁘고 즐거운 일이기도 하지만 몸의 변화에 따른 문제들이나 건강상의 문제 또는 재정의 문제로 인하여 스트레스가 올 수 있다.

또한 종교생활로 인한 스트레스가 있는데 이것은 가정에서 종교생활의 차이로 인해 가족 간에 트러블이 생길 수 있고 서로 이해하지 못해서 갈등이 생길 수 있으며 또한 내적인 자신만의 문제가 있을 수 있다. 주위에서 보면 결혼 후 종교차이로 인한 갈등으로 인하여 심하게 사이가 안 좋아진다던가, 극단적인 경우에는 이혼까지 하는 모습도 볼 수 있다. 마지막으로 건강문제로 오는 스트레스가 있다. 자신의 건강이 나빠지는 경우 스트레스를 많이 받게 된다. 자신의 역할을 다하지 못하는 것도 있고 다른 가족들에게 피해를 준다는 생각에 많은 스트레스를 받을 수 있다.

부부 및 결혼생활에서 오는 스트레스가 있는데 결혼을 하게 되면 서로 다른 사람이 만나서 함께 생활해야 하기 때문에 당연히 많은 사건과 문제들을 동반한다. 현재 TV에서 방영되는 사랑과 전쟁이라는 프로그램은 그런 사건, 문제들을 잘 보여주는 예이다. 이런 부부 생활의 문제들에서 오는 스트레스가 너무 많아지게 된다면 극단적일 경우 이혼이라는 결과로 갈 수 있기 때문에 부부간의 적절한 대화와 타협을 통해 문제들을 잘 풀어가고 스트레스를 조절하는 것이 꼭 필요하다. 또한 가족 간의 갈등 및 불화에서 오는 스트레스가 있는데 특히 시댁과의 갈등, 고부간의 갈등이 많은 스트레스를 차지하고 있다. 고부간의 갈등은 특히 한국사회에서 아주 오래전부터 있었던 해결하기 어려운 문제 중에 하나이다.

스트레스에 좋은 음식이 여러 가지가 있는데 이것을 잘 활용하는 것도 좋은 하나의 방법이 될 수 있다. 검은깨, 호두 등과 같은 견과류 등이 있는데 견과류는 스트레스로 인해 흩어진 기운을 갈무리 해준다. 대추, 꿀 등의 자연스런 단 맛을 내는 식품은 장부와 심신의 긴장을 풀어준다. 씀바귀와 같은 쓴 맛의 채소는 분노로 인해 생긴 화를 내린다. 단 스트레스를 받는다고 해서 지나치게 단 것을 섭취하면 속이 더부룩해질 수 도 있으니 주의해야하며, 스트레스로 인한 우울증인 경우에는 설탕을 과량 섭취하면 우울증이 악화되므로 단 것은 피해야 한다. 메밀, 녹두처럼 해독작용이 있는 식품은 스트레스를 줄여주는 작용을 한다.

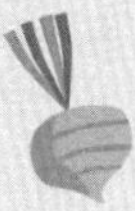

실전적인 스트레스 다스리기와 자가 치유 요법

스트레스가 만병의 근원이라는 사실을 인지했다면, 이제는 이를 구체적으로 해소하고 다스리는 실천적 대안이 필요하다. 스트레스는 인류 역사와 궤를 같이하며 때로는 생존의 동력이 되기도 하지만, 과도할 경우 신체 자가 치유 능력을 마비시키기 때문이다. 이를 위해 책은 약물에 의존하기보다 일상에서 손쉽게 행할 수 있는 음악요법, 운동요법, 명상 및 스트레칭 등 다양한 치유 기술을 제시한다. 특히 가장 기본적인 생리 현상인 호흡법을 가다듬는 것만으로도 긴장을 완화할 수 있다. 자신의 생애 주기와 직업적 특성에 맞는 적절한 해소법을 찾아 꾸준히 실천하는 것이 진정한 웰빙의 완성이다.

4) 스트레스 해소 방법

Chapter 1

음식으로 푸는 스트레스

만병통치약 비타민 C가 활력을 준다

사람은 스트레스를 받으면 외형적으로 심장이 빨리 뛰게 되면서 많은 산소를 사용하게 된다. 내부적으로는 인체가 갑자기 산소를 사용하면 불완전 산화된 발생기산소가 많이 생기고 이것이 혈관의 노화가 촉진 되며 2차 질환을 불러 오게 된다. 뿐만아니라 체내에서 다량의 칼슘과 마그네슘, 아연 등이 소변을 통해 몸 밖으로 배출된다. 그러면 체내에서는 스트레스 를 유발하는 호르몬을 억제하기 위해 비타민 C가 다른 때에 비하여 많이 소모된다.

비타민 C는 우리 몸에서 생성되지 않고 외부 음식을 통해서 섭취해야 하는 필수 영양소이다. 이는 신체 내에서 자동적으로 비타민 C가 합성되는 동물과 정반대의 현상이다. 비타민 C가 효능은 광범위하고 매우 다양한데 대표적인 작용은 발생기산소 활동을 억제하고 혈관의 노화를 줄여서 인체의 면역 기능을 높여주고 다른 물질의 산화를 막아주는 항산화제 역할을 한다.

비타민은 불안을 해소하는 약과 같다. 따라서 스트레스를 많이 받는 사람은 평소 비타민C를 섭취하는 습관을 가져야 한다. 한국인의 경우 하루 평균 비타민C 섭취량이 175mg으로 미국 식품의약품 안전청(FDA)에서 권장하는 70~100mg보다 많은 수치이다. 권장량 이상의 비타민C는 체외로 배출되기 때문에 굳이 약으로까지 섭취할 필요는 없다. 식품당 100g을 기준으로 보았을 때 녹차는 비타민-C의 함량이 가장 높다. 녹차 잎 100g당 약 500mg의 비타민 C가 함유되어 있다. 그러나 아주 뜨거운 물에 녹차를 우려 마시면 녹차가 아무리 많은 비타민 C를 가지고 있다고 해도 뜨거운 물에 파괴되고 말기 때문에 차가운 물에 우려먹는 것이 좋다.

다음으로는 고추인데 옛날에 감기에 걸리면 콩나물국을 뜨겁게 끓여서 밥상에 올려놓고 고춧가루를 잔뜩 풀어 먹었는데 그 이유가 바로 여기에 있다. 고춧가루는 비타민 C를 뭉쳐 놓은 것과 다름이 없다. 그러나 녹차와 마찬가지로 고춧가루를 넣고 끓이면 비타민 C는 열에 약하기 때문에 완전히 파괴되고 사라지게 된다. 그래서 고춧가루는 조리할 때 맨마지막에 넣는 것이 좋다.

의외로 고춧가루를 많은 넣은 김치도 비타민 C가 많을 것 같지만 의외로 실제 비타민 C의 함량이 많지 않다. 처음에 김치를 담그고 어느 정도 익을 때쯤 되면 대부분의 비타민-C가 산화되어 그 효능을 잃게 되기 때문이다. 따라서 김치도 담가서 먹으면 비타민 C가 많지만 시간이 지날수록 미미하다.

이외에 피망, 딸기, 레몬, 오렌지, 대추와 같은 야채나 과일로 하루 비타민 권장량을 채울 수 있다. 그러나 우유와 육류, 계란에는 거의 없다. 하지만 과일이나 야채를 챙겨먹지 않는 사람이나 갑작스런 과로로 피곤할 경우, 감기에 걸렸을 때에는 캡슐 타입의 약으로 비타민C를 보충하는 것도 좋은 방법이다.

식품의 비타민-C 함량(mg/ 100g) 도표

1	녹차	500	19	오 이	30
2	고추(잎)	200~300	20	밤	28
3	케일(kale)	186	21	배추	28
4	대추	100	22	양배추	27
5	피망	100	23	마늘쫑	22
6	아스파라거스	90	24	콩나물	16
7	쑥	75	25	파	16
8	시금치	64	26	갓	16
9	딸기	52	27	숙주나물	14
10	조선무	40~50	28	기타	
11	쑥갓	45		김치	10~24
12	연근	45		사 과	10미만
13	왜 무	45		포도	10미만
14	파인애플	45		수박	5
15	냉이	36		복숭아	10
16	호배추	32		바나나	10
17	감, 연시	30		마 늘	7
18	귤	30			

비타민C는 스트레스를 완화시키는 데 필요한 호르몬을 만들어 주지만 피로 화복을 도와주는 고마운 성분이다. 뿐만 아니라 비타민C는 노화방지에도 탁월한 효능을 갖고 있으며, 게다가 멜라닌 색소의 침착을 억제해 피부를 보다 맑고 투명하게 만들어줘 여성들에게 큰 인기를 얻고 있다. 이외에도 백내장 예방, 항암작용, 면역력 증진, 치주 건강 등 우리 몸의 다양한 질병을 예방해주는 고마운 영양소이다.

그러나 아무리 좋은 약도 잘못 쓰면 독이 될 수 있는 법. 비타민 복용에도 꼭 지켜야 할 몇가지 원칙들이 있다.

첫째, 비타민은 식사 후에 챙겨 먹어야 한다. 위가 비어 있는 상태에서 비타민을 먹으면 위산이 과도하게 분비되기 때문에 속이 쓰리고 많이 먹으면 설사를 유발할 수 있다

둘째, 적다한 식사를 마친 후 물과 함께 복용하는 것이 좋다. 비타민 C는 수용성이기 때문에 물과 함께 먹어야 빨리 녹아 몸으로 흡수되기 때문이다.

셋째, 하루 권장량인 60~70mg 이상 섭취할 경우 몸 밖으로 배출되기 때문에 조금씩 여러 번에 나눠먹는 것이 비타민의 효능을 좀 더 효율적으로 얻을 수 있는 방법이다.

산소(02)는 원래 기체상태일 때 두개가 결합해서 분자단위로 존재하는데 산소가 한개만 떨어져 나가 한개의 원자로 존재를 하는데 그것을 발생기산소라고 한다. 발생기산소는 살균작용을 하지만 생체조직들이 빠르게 노화시키는 양날의 검이다.

신경의 균형을 찾아주는 티아민(비타민 B1)이 활력을 준다

스트레스는 사람의 신경을 불안정한 상태로 바꾸면서 날카로워지며 신경질적으로 변하게 만든다. 심하면 근육에 피로물질이 쌓여 양 어깨의 근육이 뭉치거나 온몸이 쑤시는 것을 느낀다. 이는 신체에서 티아민이 부족하기 때문이다. 티아민은 비타민 B1의 화학명으로서 가장 일찍부터 알려진 비타민의 하나이다.

봄철에 전신이 나른하고 피로하기 쉬우며 졸음이 오는 춘곤증은 바로 티아민 결핍증이다. 마찬가지로 스트레스를 받으면 티아민의 배설이 증대되어 피로해지며, 밤을 새워 공부하는 학생이나 신경질이 많은 사람에게 티아민 결핍증이 일어나기 쉽다. 티아민이 부족하면 초기에는 불안, 두통, 피로 등의 증상이 나타나지만 심각해지면 신경장애로 다리가 마비되는 각기병이 생길 수도 있다.

티아민은 동물성, 식물성, 식품에 널리 분포되어 있다. 티아민이 풍부한 식품으로는 돼지고기, 두류(두부, 두유), 기타 콩 종류, 곡식의 씨눈, 이스트 등이 있다. 특히 곡류중의 티아민은 도정과정에서 대부분의 없어지므로 백미로 먹기보다는 현미나 전곡으로 먹는 것이 좋다. 전립곡물 중 현미와 보리는 혈액을 맑게 해주는 섬유질이 다량으로 함유되어 있다. 이중 현미에는 백미의 3~4배에 달하는 섬유질이 포함되어 스트레스 해소에 이로운 식품이며, 비타민 E를 비롯한 셀레늄, 페놀, 스테롤 등의 항산화 성분도 많이 포함되어 있다.

그러나 현미나 보리를 조리할 때 주의할 점은 건조된 티아민은 고온에 비교적 강하나 물을 넣어 가열하면 쉽게 파괴되므로 조리과정중

티아민의 손실이 커진다. 즉, 음식을 삶거나 끓이거나 튀기거나 압력솥에서 장시간 가열하면 티아민은 파괴된다. 식품을 씻을 때에는 소량의 물로 되도록 단시간에 씻는 것이 티아민의 손실을 막는데 좋다. 현미나 보리를 섞은 잡곡밥을 지어먹거나 소화에 문제가 없다면 아예 현미밥을 해먹는 것도 좋다.

한의학에서는 귤껍질을 진피(陳皮)라 하여 감기에 특효가 있는 것으로 보고 있으므로 감기를 예방하면서 불안을 씻을 수 있는 좋은 방법이다. 특히 따뜻한 차는 심리적인 안정을 가져온다. 그리고 근육을 활성화 시키는 단백질과 혈관을 젊게 해주는 불포화 지방산의 섭취 그리고 뇌신경의 균형을 유지하게 도와주는 비타민 B1이 많이 함유된 음식을 먹으면서 심신의 안정을 취하는 것이 좋다.

스트레스에 이로운 식품

● 양파

양파에는 유화알릴이라는 성분이 들어있는데 이것이 신경을 안정시켜주는 탁월한 효과가 있으며, 양파의 퀘르세틴 성분은 황산화 작용으로 동맥경화를 방지하는 효능이 있다. 또 매운맛을 내는 유화 프로필 성분은 혈액 속의 포도당 대사를 촉진해 혈당치를 낮춰준다.

이때 유화 프로필 성분은 가열을 하면 파괴되므로 생것으로 섭취하도록 하며, 양파를 삶아서 먹거나 머리맡에 양파를 놓고 자도 도움이 된다.

특히 신경이 예민하거나 짜증이 많이 나는 경우에 양파는 탁한 혈액이나 손상된 혈관을 회복시키는데 효과적이다.

• 어류

기분이 울적하거나 나빠졌을 때 전갱이, 정어리, 고등어, 꽁치가 좋다. 이들 어류의 생선기름에는 오메가3 지방산이 많이 포함돼 있는 등푸른 생선을 섭취하는 것이 좋다, 도록 쁜 콜레스테롤과 혈당 수치를 낮춰 혈액 건강에 도움을 주는 타우린 성분이 있는 오징어, 낙지, 굴, 게, 모시조개, 참치 등의 어패류를 섭취한다. 어패류에는 특히 심근 활동을 조절하는 작용이 있어 부정맥이나 심부전 등의 예방 및 개선에 효과가 있다.

또한 연어나 참치류에 특히 풍부하게 함유되어 있는 리놀렌산이나 요오드 등의 영양소가 많이 들어있어 긴장을 해소하는 효과가 있다.

• 매운 음식

매운 음식을 섭취함으로서 순간적으로 맵고 자극적인 음식이 스트레스를 해소시키고 잡념을 떨치고 푹 잠들 수 있게 해준다. 특히 고추에 많이 들어 있는 캡사이신이라는 물질은 신체의 열을 밖으로 방출시키면서 결과적으로 체온을 떨어뜨려 잠이 오게 한다.

또한 맵고 뜨거운 음식을 먹는 것은 이열치열의 요법으로 화가 나면 몸속에 열이 나는데 이때 뜨겁고 매운 음식을 먹으면 몸 안의 열이 밖으로 배출되어 화를 삭혀준다.

●검은 콩

검은 콩은 일부에서는 쥐눈처럼 잘게 생겼다고 하여 쥐눈이콩, 서목태(鼠目太), 또는 서리태라고도 한다. 콩이 '밭에서 나는 쇠고기'로 불릴 만큼, 단백질을 비롯한 다양한 영양성분이 풍부하다는 것은 대부분의 사람들이 알고 있다. 그러나 탁월한 생리활성 작용을 지니고 있다는 것을 아는 사람은 많지 않다. 콩의 구성성분은 단백질이 40%, 지방이 20%, 탄수화물은 약 25% 정도로 영양성분의 구성비율이 곡류보다 육류에 더 가까우며, 무기질이 4~5%로 인과 칼슘이 비교적 많고 비타민과 섬유소도 풍부하다. 콩의 단백질은 그 질이 매우 뛰어나 동물성 단백질이 혈중 콜레스테롤을 높이는데 비해 콩단백질은 혈중 콜레스테롤을 낮추는 작용을 한다.

특히 콩에는 근육을 이완시키는 성분이 있어서 피로와 우울증을 감소시켜 스트레스를 감소시켜 주는 역할을 한다. 최근에는 사포닌이 에이즈 바이러스 감염을 저해하는 작용이 있다고 밝혀져 관심을 모으고 있다. 콩에는 이외에도 최근 중요시되고 있는 다양한 생리활성 물질이 풍부해 스트레스를 중화시켜 줄 뿐만 아니라 전자파를 중화시키며, 우리 몸의 거의 모든 독을 제거하는 작용도 한다. 여성호르몬인 에스트로겐과 동일한 작용을 하는 물질이 있어 골다공증예방에 좋으며, 체내 모든 장기의 기를 통하게 하여 신진대사를 원활하게 한다. 여러 한의학 문헌에도 검은 콩은 해독력이 특별히 뛰어나 파괴된 인체조직을 빠른 속도로 회복시켜 주는 것'으로 그 약성을 소개하고 있다.

따라서 콩을 먹으면 좋지만 날콩은 설사를 유발하므로 익혀먹는 것이 좋다. 콩 가공식품인 두부, 두유 등의 식품을 많이 먹는 것이 좋으며, 호두, 땅콩, 밤 등의 견과류는 스트레스로 인하여 감정변화가 심할 때 진정효과를 얻을 수 있으므로 견과류도 같이 섭취해 주면 좋다. 또한 혈액을 깨끗이 하는데 도움이 되는 레시틴, 사포닌, 이소플라본 등 대두로 만든 된장이나 청국장을 먹도록 한다. 이런 음식에는 콩이 가지고 있는 레시틴이 풍부해 두뇌 발달을 돕기 때문에 기억력 증진에도 효과가 있으며, 두뇌 회전을 빠르게 하고 학습 능력을 업그레이드해준다.

● 대추

대추는 오랜 역사 동안 우리의 생활과 깊은 관계를 맺고 있다. 대추에는 화학적으로 당분, 유기산, 점액질,식 이성 섬유, 미네랄, 플라보노이드 등의 다양한 영양 성분이 들어 있을 뿐만 아니라 대추는 먹는 효과가 좋아 그에 얽힌 속담도 많이 있다. 속담에 보면 "대추를 보고 안먹으면 늙는다,""양반 대추 한개가 하루아침 해장"이라는 말도 있는 등 여러 말들이 있다. 그만큼 대추는 영양분이 풍부하여 그만큼 몸에 좋다는 뜻이다.

대추는 약성보다 영양과 조화의 의미가 있어 누구나 지나치지만 않게 먹으면 부작용이 없기 때문에 적당히 달여서 마시면 좋다. 그래서 속담에 한약을 달일 때에 강삼조이(薑三棗二) 란 말이 있듯이 생강 세쪽과 대추 두알을 넣으라는 말로 한약에 생강과 함께 대추를 같이 넣는 것은 다른 모든 약과 조화를 잘 이루어 약의 부작용을 막고 위가 상하지 않도록 하기 때문이 아닌가 합니다.

대추의 효능에 있어서는 위장병, 빈혈 ,불면증, 전신쇠약 등에 좋으며 장복하면 체력을 향상시킬 수 있다. 특히 여성이 신경이 날카로워지거나 불면증 증세가 있을 때 대추씨에 신경을 이완시키는 성분이 들어 있어 신경안정 및 불면증을 치료하며 그래서 대추는 남자 보다 여자들에게 더욱 좋은 식품이다.

대추를 쉽게 복용하기 위해서는 대추차를 끓여 드는 것이 좋은데 대추차는 정신을 안정시키는데 효과가 있는 것으로 알려져 있어 민간요법으로 많이 쓰인다. 특히 대추차는 불안이나 우울증 등 스트레스에 시달리는 사람들에게 좋다. 스트레스에 좋은 대추차를 만드는 방법은 1리터 정도의 물에 대추 15개와 감초 5g을 넣어서 중간불로 2시간 정도 달이면 된다.

● 녹차

평소에 다혈질이고 화를 쉽게 낸다면 여기에 도움이 될 만한 대표적인 음식은 녹차이다. 스님들이 수행할 때 녹차를 즐겨 마시는 것도 화를 다스리기 위한 방편이 아닐까.

녹차는 차 중에서도 가장 강력한 항암 효과를 갖고 있다. 중국의 예방의학과학원의 연구 결과에 따르면 녹차, 홍차, 우롱차 등 모든 찻잎에 N-니트로소화합물의 합성을 억제하는 항암 효과가 있는 것으로 밝혀졌다. 이 중에서도 녹차의 항암 효과는 강력해 홍차의 억제율이 43%인데 비해 녹차는 무려 85%에 이르렀다. 일본의 주요 녹차 생산지인 시즈오카 현 내에서 차산지로 유명한 오이키와 지역 주민들의 암 사망률은 차를 생산하지 않는 지역에 비해 매우 낮고, 위암 사망률은 전국 평균의 1/3에 지나지 않은 것으로 나타났다.

차의 성분 중에는 항산화 작용을 하는 성분이 많이 함유되어 있어 노화를 억제 시키고, 찻잎에는 일반 음식에서 결핍되기 쉬운 미네랄과 유기물이 풍부하게 들어 있다. 차에 들어 있는 폴리페놀의 노화억제 작용은 비타민 E의 무려 18배나 되며, 레몬의 5배나 되는 비타민 C를 함유하고 있어서 피부가 거칠어지는 것을 막고, 피하 조직에 탄력성을 주며, 보습성을 유지해 피부를 곱게 해 주는 역할을 한다.

또한 나이가 중년에 접어들수록 성인병을 조심해야 하는데 차에는 이러한 성인병을 예방하는 성분이 들어 있어 자주 마시면 건강을 지킬 수 있다. 일반적으로 고혈압의 주요 원인은 소금인데, 소금 속의 나트륨 성분이 혈액의 삼투압을 상승하게 하기 때문이다. 차에는 칼륨 성분이 있어서 나트륨을 체외로 배출하도록 하며, 고혈압을 막아 주는 역할을 한다. 또한 차는 열량이 거의 없는 저칼로리 음료이기 때문에 체중조절에 더 없이 좋은 음료이다. 운동하기 전에 차를 마시면 에너지원으로서 지방이 우선적으로 연소되기 때문에 다이어트에는 그만이다.

그래서 식사 뒤 차를 마시면 다이어트에 좋은 효과를 볼 수 있다. 차의 카테킨이 지방 분해 효소의 작용을 강화시켜 주기 때문이다. 중국 사람들이 고지방 육류를 많이 먹고 기름진 음식을 먹지만 다른 나라에 비해 뚱뚱한 사람이 적은 것은 물 대용으로 항상 차를 마시므로 비만을 억제해 주기 때문이다.

그러나 문제는 이렇게 몸에 좋은 녹차도 사람에 따라서 받는 사람이 있고 받지 않는 사람이 있다는 것이다. 즉 녹차는 이뇨 효과가 뛰어나고 정신 안정에도 도움이 되는데 위장이 약한 체질은 잠이 안 오거나 소화가 안 될 수 있다.

●토란줄기

토란줄기에는 칼슘, 인, 칼륨, 비타민B군, 당질, 단백질 등이 많이 포함되어 있다. 그래서 토란줄기를 계속해서 먹게되면 스트레스가 줄여주는 영양소가 많이 들어 있어 스트레스 해소에 도움이 된다.

●상추

상추에는 사과산, 구연산 및 각종 비타민이 골고루 함유되어 있어 스트레스 해소에 효과가 있다. 또한 심한 스트레스로 몸이 붓고 소변이 시원치 못할 때 그리고 산후 스트레스로 모유 분비가 적고 젖몸살 기운이 있는 경우, 특히 상추 생즙을 만들어 하루 여러 차례 마시면 큰 효과를 볼 수 있을 것이다.

●피망

피망에는 비타민 A와 C가 풍부하며 비타민 B1, B2, D, P 그리고 철분과 칼슘의 함량도 높아 스트레스 해소에 아주 효과적이다. 특히 비타민 P는 체내에서 비타민 C가 파괴되는 것을 막아주기 때문에 비타민 C의 흡수율을 더욱 높여 피로나 스트레스를 이기는데 큰 역할을 한다. 피망에 칼슘이 풍부한 멸치나 우유를 곁들여 먹으면 완벽한 스트레스 해소 음식이 된다.

● 참깨

참깨 속의 불포화 지방산들은 혈관벽에 붙어 있는 콜레스테롤을 제거해 스트레스로 경직된 혈관에 탄력을 준다. 또 참깨에는 비타민 B1, 철분, 칼슘 등도 많이 있는데 비타민 B1은 뇌세포를 활성화 시키는 작용을 하며, 칼슘은 사람을 진정시키는 효과가 있어 스트레스가 많은 현대인에게는 아주 좋은 식품이다.

● 당근과 양배추

당근과 양배추에 들어있는 칼슘성분은 신경의 흥분과 근육섬유의 수축현상을 조절해 초조감을 막아주기 때문에 스트레스로 인한 불안감을 감소해 준다. 그리고 토마토와 파래 속에 있는 풍부한 칼슘, 칼륨, 비타민류는 혈압을 내려주고 기분을 안정시켜 주며, 파슬리와 셀러리 & 커리플라워의 비타민 C역시 스트레스 해소에 좋다.

● 양상추

카로틴이 풍부하며 비타민 B2, C뿐 아니라 칼슘, 철분, 칼륨 등의 무기질 함량이 높다. 특히 비타민 C가 풍부해 스트레스에 효과있고, 칼슘, 철분 등은 골다공증과 빈혈의 예방, 치료에 도움이 된다. 또한 양상추는 내장의 열을 식히는 작용과 함께 이뇨 작용도 뛰어나다. 날로 먹는 것이 효과가 있다. 양상추는 그냥 날로 먹어야 영양 손실을 막을 수 있으므로, 샌드위치에 끼우거나 샐러드를 만들어 먹는 것이 좋다. 또한 불고기나 생선회를 먹을 때 싸서 먹기도 하고, 씻어 물기를 뺀 양상추에 식초, 소금, 설탕으로 간을 한 밥, 햄, 오이, 치즈, 참치, 오징어, 우엉을 넣어 돌돌 말아서 먹기도 한다.

● 식초

스트레스가 쌓이다 보면 피로물질이 많아지고 몸속의 칼슘 성분이 부족해진다. 이럴 때 식초를 섭취해 주면 스트레스를 완화시켜 주는 작용을 한다. 또 탁한 혈액을 제거하는 작용을 하므로 혈액의 대사를 빠르게 하여 동맥경화를 예방해 주고 혈압도 떨어뜨린다. 체질이 산성으로 변하지 않도록 막아 주어 더위가 시작되는 여름철의 각종 질병을 예방할 수 있다. 조직세포에 피로물질인 젖산이 생기지 않도록 도와주기 때문에 근육이 경직도 방지할 수 있다. 책상에서 오랜 시간을 보내다 보면 어깨근육이 딱딱하게 굳어 결리는 수험생들이 많은데, 이런 경우 식초가 듬뿍 들어간 음식을 먹는 것이 도움이 된다.

이밖에 식초에는 피를 돌보는 기능이 있는데 어지럽거나, 머리가 띵 하거나 맑지 못할 때 식초를 먹으면 산소가 헤모글로빈과 왕성하게 결합하기 때문에 머리가 맑아지고 어지럼증이 말끔히 사라진다. 또한 간장기능을 보호해 주는 묘약이기도 한데, 입이 바짝 마르고, 식욕이 떨어지며 입에서 단내가 나고 구취가 심해질 때 식초를 먹으면 타액과 위액의 분비를 촉진시켜 갈증을 풀어주게 된다. 생수 한 잔에 식초를 3~4 찻술 정도 타서 마셔도 좋다.

•딸기

딸기는 단맛과 신맛이 잘 조화되고 맛이 산뜻하며, 향기가 아주 좋은 과일이다. 비타민 C가 과일 중에서 가장 많은 편이며, 새콤한 맛을 내는 유기산이 0.6~1.5% 들어 있다. 딸기에 많은 비타민 C는 여러 가지 호르몬을 조정하는 기능을 활발하게 하여 체력을 증진시키는데, 이 비타민 C는 약품으로 먹는 것보다 천연식품으로 섭취하는 것이 더욱 효과적이다. 비타민이 100g 중 80mg이나 들어 있어 레몬의 두 배나 된다. 딸기 3~4개(약 70g)면 어른에게 하루에 필요한 비타민 섭취량으로 충분한 양이다. 딸기는 몸속에서 암 발생을 억제하는 작용을 하고, 스트레스에 강하며, 면역력을 향상시키는 기능을 가지고 있다. 특히 딸기에는 펙틴이라는 식이섬유가 매우 풍부해 혈액의 흐름을 원할하게 해주기도 한다.

•고구마

고구마는 뇌졸중 예방에 효과적인 성분으로 알려진 칼륨이 풍부한 식품이다. 그런데 칼륨은 나트륨과는 길항작용에 있어 나트륨을 몸 밖으로 밀어내는 작용을 한다. 즉 칼륨과 나트륨은 서로 시샘하는 관계라서 이들의 부조화로 인해 체내 균형감이 깨질 수가 있으므로 고구마를 먹을 때 소금기가 많은 김치를 곁들여 먹는 습관은 아주 합리적인 방법이라고 할 수 있겠다. 고구마에는 칼륨 외에도 우리 몸에 유용한 성분들이 많다. 특히 미네랄과 비타민C 등이 풍부하다. 미네랄과 비타민은 긴장이나 스트레스, 무력증 해소에 아주 좋다. 더욱이 고구마에 들어있는 비타민C는 일반 과일에 있는 비타민C와는 달리 조리과정에서도 거의 파괴되지 않는 특징이 있다.

이는 고구마의 주성분인 전분질에 비타민C가 쌓여 있기 때문에 조리시 열을 가해도 비타민C의 70~80%가 그대로 남게 된다. 또한 고구마에 들어있는 식이성 섬유질은 변의 배설을 촉진하는 효과가 크기 때문에 만성변비 환자들에게는 꼭 권장할 만한 식품이다. 고구마 속의 섬유질은 장내 세균중에 이로운 세균을 증가시키고 대장암 등을 예방하는데도 도움이 된다. 고구마는 고지방식 위주의 식사 때문에 올 수 있는 각종 성인병 예방에도 효과를 발휘한다. 혈중 콜레스테롤의 농도를 적절한 수치로 유지해 주고, 식후 혈당치의 급격한 변동을 억제하여 체내 신진대사를 원활하게 해 준다.

또한 고구마에 풍부한 베타카로틴은 위암 등 암을 예방하는데 효과적인 것으로 밝혀졌다. 그런가 하면 고구마는 발암을 억제하는데 효과적인 물질로 알려진 '단백질 분해효소 반응억제제'도 다량 함유하고 있다. 또한 예로부터 비장과 위를 튼튼히 하고 혈액순환을 원활하게 하는 효과가 커서 설사나 만성 소화불량증 치료에 두루 활용돼 왔다. 특히 비장과 위장이 약해 고생하는 경우 고구마와 멥쌀로 죽을 쑤어 먹으면 효과적인 것으로 알려져 있다.

스트레스에 해로운 식품과 식습관

• 밀가루 음식

밀가루가 영양만점의 좋은 식품인 것은 부정할 수 없는 사실이지만 우리가 사용하는 밀가루가 대부분 미국에서 수입하고 있으며, 생산지에서 우리나라 소비자들의 손에 들어오기까지 길게는 2년씩이나 걸린다. 이로 인해 기나긴 기간 동안 습하고 더운 기후를 견디면서, 부패하지 않고 버틸 수 있는 비결은 오로지 방부제에 의지한다는 일부의 이야기가 있다.

그리고 밀가루에 포함된 글루텐은 점성이 높아서 소화를 더디게 할 뿐만아니라 소화기능이 약한 사람들에게는 더부룩하니 소화가 잘 안된다. 따라서 스트레스가 온 상태에서 밀가루 음식을 먹으면 오히려 소화가 잘안되 기분이 더 안 좋아진다.

• 짠 음식

소금은 적당하면 몸에 활력을 주는 역할을 한다. 그러나 너무 짠 음식에 포함된 소금은 오히려 혈압을 상승시키고 칼슘 섭취를 방해해서 불안감을 유발하며, 신경계 기능도 방해한다. 스트레스는 정서적인 압박감만 주는 게 아니라 신체적인 증상까지 유발되기 때문에 짠 음식이 신체증상을 악화시켜 더욱 스트레스를 쌓이게 하는 악순환이 된다.

• 육류

스트레스가 심해지면 혈압이 높아지고 맥박이 빨리 뛰게 되므로 지속적인 스트레스는 고혈압, 심장병 등을 가져 온다. 고혈압이나 심장병에 좋지 않은 것이 바로 지방질인데 지방질은 육류를 통해 우리 몸으로 섭취하게 되는 것이다. 적당한 양의 지방질을 괜찮지만 과잉으로 섭취하는 것은 좋지 않다. 따라서 육류의 소비량은 줄이고 채소의 소비량을 늘리는 것이 스트레스에 이롭다.

● 과식

과식은 체내에 에너지를 많이 남기게 되어 피로하기 쉽고 스포츠를 즐길 기운도 없어지며 몸은 굳어져서 긴장하기 쉽고 호흡도 얕아져서 만성피로체질을 만들기 쉽기 때문에 스트레스의 원인이 된다. 몸을 가볍게 놀릴 수 있도록 적당한 식사습관이 스트레스를 막는데 도움이 된다.

● 단 음식

사람들은 공복 시에는 화를 잘 내고 불안해하는데 이러한 것은 인체 내의 혈당치가 상승하기 때문이다. 즉 설탕을 많이 먹게 되면 인체 내의 혈당치가 올라가서 스트레스를 유발하는 요인으로 작용한다는 것이다. 당뇨병 환자가 급격히 증가한 것을 보면 설탕의 과잉섭취는 반드시 피해야 할 것이다.

스트레스 쌓일 때 자주 먹게 되는 생크림 케이크, 초콜릿 등은 당분을 많이 섭취하게 하면 혈당치의 균형을 깨고 불안감과 피로를 더 쉽게 느끼게 한다. 당분을 많이 섭취하게 되면 저혈당증을 초래해 무기력과 스트레스 내성의 저하로 연결된다.

●커피

우리나라의 차 인심은 어딜 가도 푸짐하다. 어딜 가나 손님에게는 차를 내오기 때문이다. 차 중에서도 커피에 대한 인심은 더욱 그러하다. 언제부터인가 커피가 우리나라의 전통차를 젖히고 국민들이 가장 선호하는 기호음료가 되어 버렸다. 커피는 독특한 맛과 향을 지닌 기호음료로 아랍어인 카파(caffa) 즉 힘을 뜻하는 단어에서 출발하였다. 아마도 커피를 마시면 카페인 때문에 피로가 풀리고 일을 하는데 힘을 받게 되기 때문일 것이다. 실제로 하루 한두 잔의 커피는 피로 회복에도 좋고 기분도 상쾌하게 한다.

그러나 하루 한두 잔의 커피는 피로 회복에도 좋고 기분을 상쾌하게 해 즐겁지만 5, 6잔 이상 마시면 문제가 된다. 보통 카페인이 체내에 들어가 1시간 가량 지나면 섭취된 카페인의 20%가 분해되고 3~7시간 후에는 반 정도가 오줌으로 배출된다. 사람들은 카페인이 지나치면 신체에 스트레스 반응을 일으킬 수 있는 강력한 자극제로 바뀐다는 사실을 깨닫지 못하고 있다. 적은 양의 스트레스는 신경이 편해지는데 도움이 되지만 많이 마시면 오히려 잠을 잘 잘 수가 없기 때문이다. 더욱이 나이가 많을수록 카페인의 효과가 지속되며 임산부와 피임약을 복용하는 여성, 간질환자등도 분해시간이 길어진다고 한다.

카페인 치사량은 대략 10g으로 이를 커피로 환산하면 100잔 내지 120잔을 일시에 마시는 양이 된다. 하지만 이는 결코 불가능한 일이며 앞서 언급했듯이 삶의 자극제로 커피를 마실 경우 하루 2~3잔 정도가 좋을 것이다. 성인의 경우 이상적인 카페인 섭취는 하루 300mg정도로 이는 커피종류에 따라 다르지만 대략 2~3잔에 해당된다.

또한 당뇨병을 조심하는 사람들은 간혹 설탕을 넣지 않고 그냥 블랙커피를 즐기는 사람도 있으나 보통은 모두 설탕을 넣는다. 커피를 많이 마시면 카페인도 문제가 되지만 설탕도 문제가 된다. 설탕을 많이 섭취하면 설탕이 중성지방으로 변해 피하지방이 늘어나서 비만이 되고 결국은 모든 성인병의 원인이 되는 것이다.

듣는 것만으로도 줄어드는 음악요법

우리는 가끔 아무 생각없이 듣는 음악 때문에 즐겁기도 하고 우울해지기도 한다. 실제로 음악치료 전문가들은 슬플 때에는 밝은 음악을 듣는 것이 좋다든가, 의기소침할 때는 용기가 솟아나는 음악을 들려주거나, 혹은 불면증으로 괴로워하는 사람에게는 수면을 유도하는 음악을 들려주고 있으며, 임상학적으로 효과가 있다고 밝히고 있다. 이것들이 음악으로 스트레스를 치유할 수 있다는 이론을 제공하는 셈이다.

음악으로 스트레스를 치료하는 것을 '음악요법'이라고 한다. 음악요법이란 일반적으로 음악이 가지는 심신에 작용하는 기능으로서의 성질을 활용해서, 스트레스의 치료에 사용하는 방법을 말한다. 음악요법은 스트레스를 받은 사람이 음악을 듣는 수용적 방법에서부터 직접 악기를 연주하거나 노래를 부르는 능동적 요법으로 나눌 수 있다. 개인에 따라서 어떤 사람은 음악만 들어도 스트레스가 치유되기도 하지만, 어떤 사람은 노래방에 가서 노래를 신나게 부르는 것만으로도 스트레스가 날라갔다고 한다. 또한 가장 능동적인 방법으로 악기를 연주함으로 인해 스트레스를 푸는 사람이 있다.

음악요법이라고 해서 모든 사람에게 이들을 다 적용하여 스트레스를 해소하는 것은 무리이다. 어떤 이는 단지 음악을 들어서도 가능한데 오히려 노래를 부르라고 하거나 악기를 연주하라고 하면 잘 못하는 사람 입장에서는 오히려 음악요법 자체가 스트레스로 등장할 수 있다는 것이다. 이러한 것은 사람이 성격이나 선호도에 차이를 두고 있다. 성격이 능동적인 사람은 노래나 악기 같은 것을 연주해서 스트레스를 해소하지만, 수동적인 사람은 음악을 듣는 것만으로도 스트레스가 해소되기 때문이다. 선호도면에서는 사람마다 좋아하는 것이 다르기 때문에 좋아하는 것을 하게 해주는 것도 스트레스를 해소하는데 좋은 방법이 된다.

음악에는 스트레스를 해소하는 여러 가지 요소들이 있다는 것에 많은 사람들이 동의를 하고 있다. 심지어는 음악을 듣거나 연주함으로 여러 가지 능력을 향상시키는 것은 물론 정신질환과 장애 치료까지 할 수 있다. 현재 음악 요법은 정신병원에서 특수교육시설, 비행관계시설, 노인시설 및 스트레스가 많은 직장으로 확대되고 있다.

음악요법은 현재 음악요법의 장점을 인식한 많은 곳에서 사용하고 있다. 예를 들어 단조로운 작업장이나 대합실에서 스트레스를 완화하기 위한 배경음악의 사용, 정신과나 심리상담소에서 환자나 내담자의 기분을 편하게 하기 위한 음악의 사용. 재활센터에서 자폐아에 대하여 반응을 높이기 위한 음악 자극의 사용. 좋아하는 악기나 노래를 함으로 인하여 자기표현을 하기위한 음악의 사용 등 수많은 곳에서 음악은 우리의 일상과 함께 하고 있다. 사용되는 음악은 수용자의 선호와 상관 없이 일률적으로 적용되기도 하지만, 사람의 상태나 선호도를 바탕으로 그 사람에 맞는 음악이 제공되기도 한다.

그러나 음악요법이 성공하기 위해서는 무엇보다 중요한 것은 스트레스를 받은 사람이 음악을 내면으로 받아들여지지 않으면 효과를 보기 어려울 뿐만 아니라 오히려 소음이 되어 스트레스가 증가하게 될 가능성도 있다. 그러나 스트레스를 받은 사람이 음악을 받아들이려는 마음을 가지고 음악을 듣게 되다보면 자신의 기분과 음악의 템포가 조화를 이루게 되면 단순하게 스트레스를 해소하는데도 도움이 될 뿐만 아니라 정신적으로 해탈을 하게 되는데 이를 카타르시스라 한다.

음악은 심신의 긴장을 줄여주며, 신체의 긴장도 부드럽게 해주는 작용을 한다. 실제로 음악을 들려주고 뇌파를 측정해보면 심신을 편하게 하는 알파파가 증가하여 심신을 편하게 해주는 이완효과가 발생하는 것을 알 수 있다. 따라서 음악은 정서적으로 영향을 주어 인간의 전체적인 밸런스를 회복시키거나 스트레스를 해소하는 진정제역할을 한다.

시중에 보면 특별히 스트레스 해소를 위한 목적으로 만들어진 기능성 음반이 있다. 기능성 음반이란 일반음악과는 완전히 다른 특별한 기능을 가지고 있는 음반으로, 스트레스를 가진 사람들을 위해 특수 제작된 음반을 말한다. 미국과 일본 등 선진국에서는 이미 음악을 이용한 치료가 또 하나의 효과적인 대체의학으로 각광받고 있다.

자연의 소리를 통한 치료 방법

자연 음악은 단순히 물결소리, 시냇물소리, 작은 새의 소리가 아닌 자연계(식물, 대지, 바람, 물, 빛 등)의 말하자면 호흡음을, 자연의 멜로디를 사람이 인식하여 노래하기 시작한 새로운 음악의 장르이다. 나무 꽃 풀 등 식물이 부르고 있는 노래 즉 사람의 귀에는 들리지 않는 치유 파동을 들어 악보를 만들어 사람이 부르기 시작한 것이다.

"자연 음악의 진정한 작곡자는 자연계이기 때문에, 자연 음악에는 자연계의 숨인 氣인 생명에너지가 가득 차 있다고 한다. 그리고 자연음악에는 대자연의 대단한 위안의 힘과 나아가 치유의 효과가 있다고 한다. 자연 음악을 즐겁게 노래하고 휴식을 하며 듣는 것이 자연 음악 요법이며 자연함은 가장 건강함이며 치유의 효능은 자연음악의 매우 다양하고 많은 효능중의 하나라고 한다. 그리고 자연 음악은 사람의 몸과 마음을 휴식 시킬 뿐만 아니라, 몸과 마음의 전 영역에 걸쳐(체질이나 증상을) 회복시켜, 사람을 선성 상태로 심신을 진화 시키는 기능을 한다. 이것은 인간에게 내재된 말하자면 자연치유력을 눈을 뜨게 하고, 자연치유력의 활동을 시작하게 해준다고 한다.

음악요법이 더욱 효과적이기 위해서는

•우선 눈으로 들어오는 정보를 차단하고 오직 온 신경을 귀를 통해 전해지는 음악에 집중하면 더 좋은 효과를 얻을 수 있다.

•필요 이상으로 장시간 음악을 듣는것 보다는 매일 약 30분씩 세 번 자신에게 맞는 음악을 듣는 것이 좋다.

●음악요법은 어디까지나 보조적인 역할을 할 뿐 만병통치약이 아니라는 점을 잊지 말아야 한다.

스트레스를 날려버리는 음악

●우울한 기분에 사로잡혔다면

"먼저 우울한 곡을 듣고 차츰 밝고 경쾌한 곡으로 바꿔간다." 우울 상태에 빠져 있는 사람들은 경쾌한 음악에 대한 거부반응을 일으키기가 쉽다. 하지만 우울한 음악은 자신의 기분과 맞기 때문에 쉽게 동조하게 된다. 우울할 때 먼저 어둡고 슬픈 음악을 듣는 것은 '동질성의 원리'에서 비롯되는 치료효과를 기대할 수 있다. 현재의 감정상태와 공감이 될 수 있는 음악을 먼저 들어 그 감정을 충분히 승화시킨 후 밝고 경쾌한 음악을 듣게 되면 우울증에서 벗어 날 수 있다.

추천곡 { 차이코프스키의 '비창', '우울한 세레나데'
브람스의 '교향곡 1번 C단조 작품 68'
주페의 '시인과 농부 서곡'

●밤마다 찾아오는 불청객, 불면증

"단순하며 반복적인 멜로디를 지닌 음악을 듣되, 처음엔 음량을 키웠다가 천천히 줄인다." 불면이 계속되면 피로누적 및 눈의 충혈 등 육체적인 질병의 초기 증상이 나타나게 된다. 무엇보다 불규칙한 생활을 조절하면서 심신을 안정시켜줄 수 있는 조용하고 편안한 곡을 듣는다.

처음에는 자장가나 야상곡같이 단순하고 반복적인 음악으로 시작한다. 약간 크다 싶을 정도의 음량에 몸을 내맡겨 보다가 조금씩 안정되는 느낌이 들면 볼륨을줄인다.

추천곡
- 쇼팽의 '야상곡'
- 슈베르트의 '자장가'
- 모차르트의 '플루트 협주곡'
- 멘델스존의 '봄노래'
- 우리나라 전통 음악인 사물놀이패의 음악 연주나 낙수물소리, 파도·강물 등 자연의 소리

● 불안, 초조, 가슴이 두근거린다

"복식 호흡을 통해 긴장을 풀고, 편안하고 안정감 있는 음악을 듣는다." 현대인은 특별한 까닭 없이도 불안하거나 초조하여 손발에서 식은땀이 나거나, 일이 손에 잡히지 않아 안절부절못하는 증상을 한두번은 경험한다. 이럴 때는 고전 음악이 효과적, 그런데 심하게 긴장된 신체는 쉽게 음악을 받아들이지 않기 때문에, 우선 복식 호흡을 해볼 것을 권한다. 깊은숨을 통해 긴장을 풀어준 후 편안한 음악을 듣는다. 음악은 왈츠와 같이 가벼운 춤곡이나, 자연의 아름다움을 묘사한 경쾌한 곡들이 추천할만하다. 볼륨은 너무 크지 않는 쪽이 좋다.

추천곡
비발디의 '사계 중 가을'

바흐의 '두 대의 바이올린을 위한 협주곡 2악장'

요한 스트라우스의 '왈츠곡'

Chapter 3

효과가 확실한 운동요법

스트레스를 효과적으로 해결하는데 가장 많은 사람들이 선택하는 방법이 운동을 통한 스트레스의 해소이다. 운동이라고 해서 과격한 운동만이 운동이 아니라 일상생활 속에 있어서의 간단한 운동도 스트레스에는 아주 효과적이다. 운동은 육체적으로도 건강하게 할뿐만 아니라 정신적으로도 건강하게 해주는 역할을 하기 때문이다. 운동을 하게 되면 스트레스에 빠져있다가도 활동적인 행동을 함으로 인해서 신체적으로 활달해지면서 몸의 상태가 좋아지게 되고, 정신을 다른 곳에 돌릴 수 있어서 정신적인 상태를 건강하게 회복할 수 있게 된다

운동을 통해서 얻을 수 있는 심리적, 신체적 효과는 매우 다양하다. 스트레스로 인해 정도 이상으로 긴장된 근육은 풀어주고, 반대로 운동부족으로 이완되어 있는 근육은 탄성을 유지시킨다. 그리고 고도로 긴장되고 피로해져 있는 정신기능을 완화시켜, 머리를 맑게 하고, 자신감이나 행복감을 높여 주며, 기억력을 향상시키고, 자신을 돌아보

게 해주고, 대인관계도 개선될 수 있다.

뿐만 아니라 운동은 자체만의 효과를 기대하는 것이 아니고 운동하러 가는 생각만으로도 즐거움과 기대가 생길 수 있으며, 운동을 할 때 잡념이 없어지고, 운동 후의 정신과 육체의 상쾌함과 즐거움, 운동을 하면서 만나는 대인관계를 통해 활기차게 의식의 전환이 생기기 때문이다.

스트레스 감소를 위한 운동에는 산책이나 조깅, 수영, 에어로빅, 자전거타기, 테니스, 볼링, 미용체조, 요가 등이 좋다. 그러나 누구든 운동만 한다면 스트레스를 해소할 수 있다고는 할 수 없다. 그것은 운동방법이 틀리면 오히려 몸의 상태를 무너뜨리거나 심하면 건강을 해치는 경우가 생기기 때문이다. 스트레스를 해소하기 위하여 운동을 하고자 한다면 운동을 하면서 유의해야 할 안전지침이 몇 가지가 있는데 다음과 같다.

1) 운동은 점진적으로 해야 한다

운동이 스트레스 해소에 도움이 된다고 처음부터 무리한 운동을 하게 되면 오히려 신체에 무리하게 작용할 수 있다. 따라서 운동을 처음 시작하는 사람은 가벼운 운동으로부터 시작하여 어느 정도 몸에 익게 되면 일정한 시간을 가지고 운동량을 늘리는 것이 좋다. 운동을 전혀 하지 않던 사람이 갑자기 운동을 심하게 하면 온몸이 결리거나 아프게 되어 오히려 건강을 잃게 되는 경우가 있기 때문이다.

운동을 처음 시작하는 사람은 가벼운. 걷는 운동이나 자전거 타기 등 안전하고 쉬운 운동부터 서서히 시작한다. 나중에 어느 정도 적응이 되면 조금 운동량이 많은 수영이나 달리기와 같은 운동으로 발전시키는 것이 좋다.

2) 운동을 시작하려면 가벼운 몸 풀기부터 해야 한다

사람의 신체는 바로 급격한 운동으로 전환하기 위해서 일정한 준비기간이 있어야 한다. 따라서 반드시 운동을 하기 전에는 충분한 사전연습을 해야 한다. 사전 몸풀기를 통해서 신체가 운동을 받아들일 수 있는 기회를 주어야 하며, 마찬가지로 운동이 끝난 후에도 사후 풀기운동을 포함하는 것이 좋다. 운동이 스트레스 해소에 효과적이라고 해서 한꺼번에 많은 운동량을 너무 성급하게 진행하거나 자신의 한계를 인식하지 못하게 되면 오히려 운동에 의한 역효과로 고통을 받게 된다.

3) 운동을 통해 즐거워지려는 목적을 가지고 해야 한다

사람들은 운동을 하다보면 남들과 경쟁력을 하려고 하거나 과도한 목표를 달성하기 위하여 지나친 운동을 하게 되는 경우가 있다. 이러다보면 운동은 스트레스를 해소하기 위한 운동이 오히려 운동을 하기전보다 더 많은 긴장을 일으키고 보다 많은 스트레스를 가중시키는 결과를 초래 하게 될 뿐만이 아니라 건강에도 좋지 못한 결과를 가져오게 된다. 따라서 운동을 하려는 목적을 즐거워지기 위해서 한다는 생각으로 하는 것이 좋다.

4) 운동은 반복적으로 계속해야 한다

운동을 하지 않던 사람에게는 간단한 운동도 스트레스에 좋지만 운동을 지속적으로 했을 때 효과가 더욱 좋다. 운동을 하지 않던 사람에게는 우선 적은 운동량부터 시작하는 것이 좋다. 어느 정도 운동에 익숙해지더라도 조금씩 운동량을 늘려야지 한꺼번에 많은 운동을 간헐적으로 하는 것은 오히려 운동 자체가 자신의 신체에 스트레스를 줄 수 있다. 또한 운동을 지속적으로 하지 않고 몰아서 한꺼번에 하게 되면 운동의 효과는 줄어든다. 아무리 단련된 신체라 하더라도 그 단련을 중지한다면 체력의 저하는 피할 수 없기 때문이다.

현대인들은 바빠서 실제로 운동할 만한 시간적, 정신적 여유가 없는 사람이 많다. 그러다 보면 운동을 평일에는 못하고 주말에 몰아서 4-5시간 하는 경우가 많다. 그러다 보면 경직되어 있던 몸이 갑자기 운동을 과하게 하다 보면 오히려 몸에 무리가 가는 경우가 생긴다. 따라서 운동을 하려면 매일 꾸준히 한다는 것이 중요한데 일주일에 적어도 3~4일 이상, 한 번에 적어도 20-30분 정도씩 규칙적으로 하는 것이 좋다.

5) 자신의 특성에 맞는 운동을 선택해야 한다

자신의 신체적 특성이나 건강상태에 맞는 운동을 선택해야 한다. 단순하게 남들이 좋다고 하는 운동을 따라 하다보면 자신에게 맞지 않는 운동이 되어서 오히려 신체의 한쪽에 무리를 주거나 결과적으로는 건강에 무리가 갈 수 있게 된다. 예를 들어 간단하게 걷는 운동만 해도 될 사람이 남들이 골프를 치는 것이 좋다고 하여 골프를 갑자기 시작하면 그 동안 쓰지 않았던 근육들을 사용하게 됨에 따라 오히려 허리가 결리는 경우가 발생하게 된다.

따라서 자신에게 맞는 운동을 찾아서 하는 것이 중요한데 운동의 양은 어떤 종목이건 숨이 약간 차고, 땀도 약간 나면서 몸도 후끈거리는 정도가 가장 적당하다.

위의 다섯 가지 원칙을 지켜진 상태에서 운동을 해야 진정한 스트레스 해소의 효과를 얻을수 있게 된다.

Chapter
4

마음으로 다스리는 명상요법

사람은 스트레스를 받게 되면 심신이 각성되어 몸과 마음이 흥분될 때가 있다. 불안하지도 않지만 그렇다고 마음이 편하지도 않는 상태로 조금 흥분되거나 짜증이 나는 경우가 있다. 이런 스트레스는 편안하게 누워있거나 앉아서 명상하는 방법이 효과가 있다. 신체가 편안하게 이완되면 마음도 자연적으로 이완되기 때문에 명상을 하면서 신체를 이완시키면 흥분된 마음도 자연히 가라앉는다. 이런 스트레스로 인한 몸과 마음의 고통, 질병을 다스리는 가장 좋은 방법이 명상이다.

외부 자극에 의해 늘 긴장된 의식을 현실세계로부터 잠시 떼어놓아, 밖으로 향했던 마음을 자신의 고요한 내적인 세계로 향하게 만들기 때문이다. 이 과정에서 심리적인 안정을 얻고 마음이 고요해지며 정화되는 느낌도 받을 수 있다. 나아가 육체적으로도 휴식을 취해 몸이 좋아진다.

실제로 명상을 하면 뇌파가 의식이 깨어 있는 β(베타)파에서 가수면

상태의 α(알파)파로 안정이 되면서 자율신경계의 조화가 이루어지고 긴장된 근육이 이완되는 효과와 함께 면역력이 강해진다.

명상 상태에 있을 때는 자신의 좋지 않은 성격과 행동을 자신이나 타인의 암시로 바꿀 수 있다. 나아가 기억력·사고력·추리력·창의력 등도 증진시킬 수 있다.

의자에 느긋이 앉아 눈을 감고 복식호흡을 한다. 그리고 환자는 즐겁다고 느끼거나, 느긋한 기분을 갖게 하는 경치 등 시각적 이미지를 상기한다. 이렇게 하여 기분이 진정되었을 때에 자신의 암을 분쇄하는 면역암세포가 암세포를 공격하는 것을 상상한다. 그리고 다시, "나는 스트레스에 걸리지 않았다. 스트레스의 원인이 되는 것은 나에게 아무것도 아니야, 너는 능숙하게 이 문제를 해결 할 수 있을 거야, 금방 내가 원하는 목표대로 모든 일이 잘 될거야"하는 식으로 말을 건다. 이미지 요법은 자기 자신의 머릿속에서 스트레스의 원인을 찾아내 스트레스를 억제하는 것으로 매우 효과적인 요법이다.

명상은 몸과 정신의 안정은 물론 잠재력 발현에도 도움을 준다. 명상을 하는 방법에는 다음과 같이 한다.

1) 시간은 아무 때나 좋다

명상은 보통 아침에 일어나서 하는 것으로 알려져 있지만 꼭 아침일 필요는 없고 자기 전도 괜찮다. 단, 타인의 방해를 받지 않는 조용하고 조명이 은은한 곳이 좋다. 명상을 하는 것은 그다지 어렵지도 않고 특별한 도구가 필요하지도 않다.

2) 신체를 편안한 상태로 만든다

다만 명상을 하기 전에는 장을 먼저 풀어주어야 한다. 주먹을 가볍게 쥐어 장을 두드리고 주무르고 누르고 하여 편안하게 해준다. 그래야만 정신을 쉽게 집중시킬 수 있다. 그 후 편안한 자세로 앉거나 누워서 몸을 좌우로 부드럽게 움직여 몸과 마음을 편안히 이완시킨다. 몸이 이완되면 온몸이 환한 빛으로 감싸였다고 상상하면서 그 편안함과 행복감을 느껴본다.

초보자라면 한번에 5분간만 명상을 하고 매주 5분씩 시간을 늘려나간다. 천천히 진행하다 보면 몸이 명상의 자세에 익숙해지면서 매우 편안해지는 것을 느낄 수 있다. 단 몸이 불편하면 집중하기 어려우므로 억지로 시간을 늘릴 필요는 없다.

3) 복식호흡을 한다

20분 정도 자연스럽게 편안하게 호흡을 한 다음에 복식호흡을 5분간 하고 끝낸다. 복식호흡은 양손을 아랫배에 대고 천천히 숨을 들이마시고 내쉬는데, 이때 코나 목으로 호흡하는 것이 아니라 아랫배를 이용해 숨을 쉬어야 한다. 복식호흡이 익숙해지면 처음 명상에 들어갈 때 같이 하면 효과적이다. 이때 명상음악이 있으면 초보자에게 도움이 된다.

4) 자기 암시를 한다

자기암시를 반복적으로 하고 그 암시 내용을 다양하게 할 수 있다.

암시 내용으로는 마음이편안하다, 몸이 편안하다, 머리가 맑아진다, 숨이 편안하다, 숨이 느려진다, 심장박동이 느 려진다 등 스트레스 해소에 좋은 다양하게 여러 형태의 암시를 할 수 있다.

5) 지속적으로 해야 한다

만약 처음 시도해도 잘 안될 때에는 이것이 마치 어려운 것처럼 보이나 용기를 잃지 말아야 하며 매일같이 연습을 해야만 한다. 그런 후에 스트레스나 불안한 순간에 사용할 수 .있다.

6) 마음을 긍정적으로 가지기 위해 노력한다

만약 정신적으로나 육체적으로 긍정적인 긴장 완화상태를 느낄 수 있으면 그것은 불안상태로 줄어든다. 사람의 마음은 아주 큰 능력을 가지고 있어 만약 그것을 조절하고 절제할 수 있으면 이 긴장완화 상태로 여러 가지 마음의 평화와 행복함에 도달할 수 있다.

7) 명상음악을 사용한다

명상음악은 시중 음반매장의 '명상음악'코너에서 쉽게 구할 수 있다. 이러한 명상을 할 시 가장 중요한 것은 명상의 효과를 더욱 높여주는 호흡을 하는 방법이다.

Chapter 5

긴장을 풀어 주는 스트레칭법

스트레스를 받으면 정신적 긴장과 함께 몸에 있는 근육이 긴장이 된다. 근육의 긴장을 풀어주면 정신적인 긴장도 풀어진다. 이러한 원리를 이용하여 스트레칭으로 스트레스를 해소하는 방법은 근육을 순간적으로 긴장 시킨 뒤 이완 시키는 방법이다. 이렇게 되면 근육을 그냥 이완 시키는 것보다 몸 상태가 훨 씬 편안해 지는 것을 느낄 수 있다. 이 때는 전신의 근육이 모두 풀리는 느낌을 가지고 가장 편안한 마음으로 돌아가는 것이 중요하다.

먼저 왼손에 긴장감을 유도 하도록 하자. 숨을 들이쉬면서 왼손을 꽉 쥐고 팔목과 팔꿈치를 굽히면서 긴장을 한다. 숨을 참으면서 하나부터 다섯까지 센 뒤 갑자기 이완시킨다. 이때에도 다섯까지 세면서 손이 충분히 이완되고 있는 것을 느낄 수 있도록 한다. 다음에는 오른 손을 그 다음엔 양손을 동시에 해본다. 이와 마찬가지 방법으로 얼굴, 목, 가슴, 어깨, 배, 다리에 적용 시킨다.

만성적으로 긴장을 잘하는 사람들은 그냥 긴장을 풀라고 하면 처음에는 긴장을 어떻게 푸는지를 몰라서 어리둥절해 한다. 항상 긴장만 해왔기 때문에 긴장을 푸는 방법을 모르기 때문이다. 따라서 긴장을 무조건 풀 수 있는 것은 아니고 나름대로 이완을 경험해봐야 한다. 이완을 쉽게 경험하려면 근육을 긴장 시켰다가 다음에는 근육을 편하게 이완시키는 것이 좋다.

스트레칭을 하기 위해서는 먼저 준비해야 할 것이 있다. 먼저 스트레칭을 하기 위해서는 심신이 편해야 하는데 심신이 편하려면 장소는 조용하고 편안한 장소가 좋다. 또한 복장은 꽉 끼는 옷은 피하고 움직임이 편안한 복장을 선택하는 것이 좋다.

손으로 하는 방법

1) 오른손을 가지고 최대한 주먹을 쥔다.

2) 서서히 주먹을 펴고 힘을 뺀다.

3) 오른손을 주먹 쥐고 팔을 얼굴 쪽으로 최대한 당기고 서서히 팔과 주먹을 펴고 힘을 뺀다.

4) 복식호흡을 하면서 이완상태로 쉰다.

5) 오른손이 충분히 스트레칭 되어 편해지면 왼손을 이용하여 동일한 방법으로 반복한다.

6) 이완상태가 되면 쉰다.

발로 하는 방법

1) 오른쪽 발을 쭉 뻗고 발끝이 위를 향하도록 하여 최대한 당긴다.

2) 서서히 발과 다리에 힘을 뺀다.

3) 반대로 오른쪽을 쭉 뻗고 발끝이 아래를 향하도록 최대한 당긴다.

4) 서서히 발과 다리에 힘을 뺀다.

5) 복식호흡을 하면서 이완상태로 쉰다. 왼발과 다리를 동일한 방법으로 한다.

6) 마찬가지로 복식호흡을 하면서 이완상태로 쉰다.

목과 어깨로 하는 방법

1) 목을 가능한 뒤로 젖힌다.

2) 목을 원위치로 하면서 힘을 뺀다.

3) 목을 가슴 쪽으로 최대한 숙이고 서서히 목을 원위치로 하면서 힘을 뺀다.

4) 복식호흡을 하면서 이완 상태로 쉰다.

5) 어깨를 최대한 귀 쪽으로 당기고 서서히 어깨를 원위치로 하면서 힘을 뺀다.

6)로 복식호흡을 하면서 이완상태로 쉰다.

가슴과 배로 하는 방법

1) 가슴을 등이 휘어지도록 쫙 편다.

2) 서서히 가슴을 원위치로 하면서 힘을 뺀다.

3) 가슴을 최대한 움츠렸다가 서서히 가슴을 원위치로 하면서 힘을 뺀다.

4) 복식호흡을 하면서 이완상태로 쉰다.

5) 배가 가능한 한 튀어나오도록 서서히 숨을 깊게 들이쉰 상태로 있는다.

6) 서서히 숨을 들이쉬고 이완한다.

7) 복식호흡을 하면서 이완상태로 쉰다.

얼굴로 하는 방법

1) 눈썹을 윗 쪽으로 당겨서 윗 이마에 큰 주름이 생기도록 한 후 서서히 윗 이마
   를 이완시킨다.

2) 복식호흡을 하면서 이완상태로 쉰다.

3) 눈을 감고 가능한 한 힘을 주어 찌푸린다.

4) 서서히 힘을 빼고 눈을 이완시킨다.

5) 복식호흡을 하면서 이완상태로 쉬고 난 다음 입을 다물고 가능한 한 입술에
   힘을 주어 긴장 시킨다.

6) 서서히 힘을 빼고 입술을 이완한다.

7) 복식 호흡을 하면서 이완상태로 쉰다.

Chapter 6

가장 손쉽게 할 수 있는 호흡법

호흡법을 통한 스트레스를 해소하는 방법은 가장 손쉬우면서 필수적인 방법이다. 호흡이란 모든 생물체가 하는 것으로 자기도 모르게 무의식적으로 하는 행동이기 때문에 대부분의 사람들은 자신의 호흡에 대하여 무신경하게 반응하게 된다. 그러나 호흡하는 형태를 잘 분석해보면 호흡 상태는 사람의 감정과 마음을 반영하는데 사람들은 불안하거나 두려워 지면 호흡이 빨라지게 된다는 것을 알 수 있다. 반대로 마음이 안정되거나 편안해지면 호흡이 안정된다는 것을 알 수 있다. 따라서 우리가 무의식적 행동이라고 생각하는 호흡은 우리 몸을 무척 피곤하게 만들기도 하지만 반면 깊고 규칙적인 호흡은 자율신경계를 안정시킨다.

호흡을 통해서 스트레스가 변화하는 과정을 보면 고르고 깊은 호흡을 하게 되면 호흡은 신체의 횡격막을 자극해 부교감신경의 활동을 촉진한다. 부교감신경은 스트레스를 받을 때 흥분되는 교감신경의 활동을 가라앉히는 역할을 한다. 따라서 안정된 호흡은 스트레스를 해소할 수 있는 부교감신경을 자극하는 효과를 가진다. 스트레스를 해소하는데 좋은 호흡 방법은 하루에 2~3번씩, 한번에 10분 이상 깊고 규칙적인 호흡을 하는 것이 좋다.

호흡을 하는 장소는 의자에 앉아서, 전철이나 버스 안에서 그리고 길을 걸으면서도 언제든지 할 수 있다. 장소야 어디든 문제가 되지 않지만 호흡을 하기 위해서는 우선 허리를 곧게 펴서 신체가 편안한 상태가 되어야 호흡이 잘된다. 호흡을 하는 방법은 우선 상황에 따라 호흡에 집중하기 위하여 눈을 감고 들숨과 날숨을 편안하고 깊게 반복한다. 호흡할 때 공기가 몸속으로 충분히 들어와 몸 밖으로 나갈 수 있도록 숨을 들이쉴 때 하나 둘 셋 넷, 내쉴 때 하나 둘 셋 넷을 센다. 호흡은 간단하지만 이 간단한 호흡법이 사람의 마음을 편하게 집중하도록 하는데 효과적이다.

그러나 호흡에 집중하지 않고 외부의 소음이나 잡다한 생각, 감정 등에 의해 흔들리게 되면 정신 집중이 되지 않아 스트레스 해소에 크게 도움이 되지 않는다. 따라서 호흡 중에 찾아오는 생각이나 느낌 등 집중을 방해하는 것들에 빠져들지는 말도록 주의하고 억지로 '집중해야 해' 하는 생각은 버리는 것이 좋다. 호흡을 계속하면서 자연스럽게 끌리듯이 집중해야 하는 것이다. 이런 훈련을 반복하다 보면 호흡에 집중하게 된다.

그러나 호흡을 아무렇게나 해서는 스트레스 해소에 도움이 되지 않는다. 스트레스 해소에 도움이 되는 호흡 방법은 복식 호흡이 가장 좋다. 복식 호흡을 하는 방법은 다음과 같다.

1) 처음에는 누워서 한 다음 방법이 익숙해지면 앉아서 연습하고 호흡법이 점점 자연스러워지면 서서도 하고 걸으면서도 할 수 있다 나중에는 어떤 장소 어느 때나 할 수 있다

2) 양손은 손바닥을 펴서 오른 손은 복부의 위쪽에 왼손은 가슴의 위쪽에 놓는다.

3) 숨을 천천히 코로 마시면서 오른손이 위로 천천히 올라올 수 있게 배를 내밀며 호흡을 하여 본다. 이때 호흡을 하면서 부드럽게 숨을 쉬는데 너무 힘을 주어서 호흡을 해서는 안 된다. 가슴은 편안한 상태로 놔주고 그 움직임이 크지 않도록 한다. 처음 복식호흡을 하게 되면 약간의 혼란을 느낄 수 있으나 이는 몸에 너무 힘을 주거나 너무 깊은 호흡 또 너무 빨리 쉴 때 나타나는 현상이기 때문에 걱정하지 않아도 된다.

4) 숨을 내쉴 때는 입으로 숨을 쉬고 상복부위의 오른손이 아래로 내려가도록 한다. 이때 역시 가슴의 경우도 편안한 상태로 놔주며 그 움직임이 아주 적도록 한다.

5) 목덜미와 어깨는 긴장을 풀어서 몸이 축 처지도록 한다. 호흡 시 근육의 긴장을 없앤다는 생각을 가져야 한다.

6) 숨쉴 때 그 속도를 조금씩 천천히 늦추면서 자신에 대한 암시를 같이한다. 이때 몸에 힘이 가거나 부담스러우면 바로 원상태로 돌아간다.

7) 호흡이 자연스러워지면 들숨 후에 약간의 멈춤을 가지고 날숨 후에는 충분히 쉰다.

8) 복식호흡을 하다 보면 점점 그 능력이 발전되어 의식적으로 하지 않아도 자

연스러워 진다.

9) 복식호흡을 한다고 해서 억지로 하복부를 움직이며 숨을 쉬게 되면 억지로 배를 크게 부풀리면서 숨을 들이쉬면 자신도 모르는 사이에 스트레스에 민감한 교감신경이 반응하게 된다. 따라서 복식호흡을 하는 동안에는 신경이 다른 곳으로 쏠려서 몰입하기가 어렵다. 자연스럽게 숨을 깊고 천천히 쉬면서 호흡을 해야 훨씬 더 명상에 몰입할 수 있다.

10) 가능한 한 길고 자연스럽게 호흡하는 훈련을 하는 게 중요하다.

11) 처음 배울 때는 눈동자를 야간 위로 뜬 상태에서 눈을 감고 호흡을 하고 다음 숙달되면 눈을 뜨고 할 수 있다. 이 훈련이 발전해 나가면 어떤 상태에 있거나 사용할 수 있고 쉽게 스트레스를 해소할 수 있다.

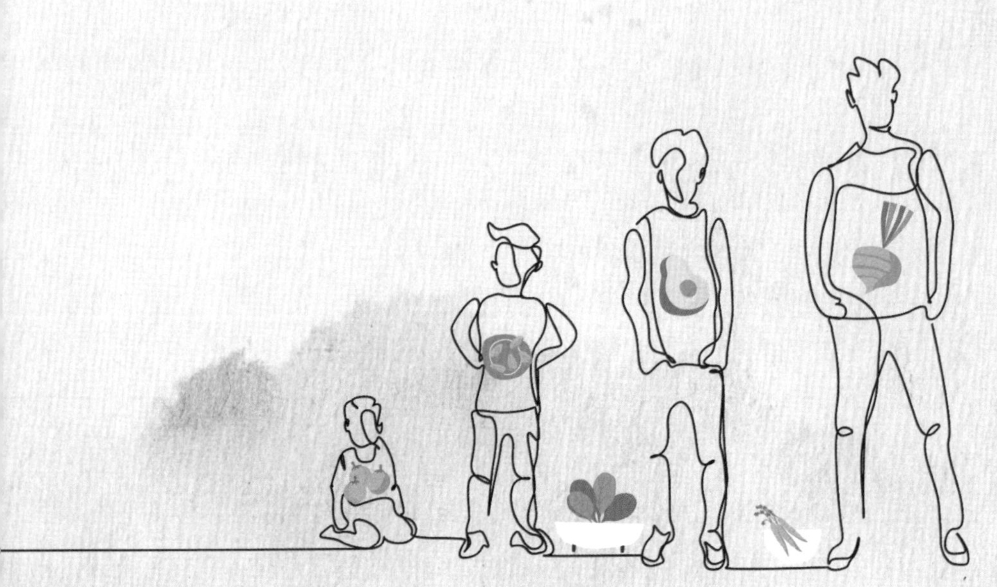

참·고·문·헌

• 권용욱(2004). 나이가 두렵지 않은 웰빙 건강법. 조선일보사

• 구성자(2005). 몸에 좋은 건강 밥상.넥서스

• 김동조역. 스트레스 시대의 음악건강법. 세광음악출판사.

• 김수지(2005).「대인관계 향상을 위한 상호작용 영화치료의 효과」고려대 대학원.

• 김수현(2006). 밥상을 다시차리자 2.. 중앙일보사

• 김종인(2007). 백세인의 지역별 장수지표와 사회환경요인의 영향력. 27권12호. 한국노년학

• 대한불안장애학회스트레스관리연구특별위원회(2005). 스트레스 다스리기. 가림출판사

• 백은희외(2004). 몸을 살리는 건강식품. 가림렛츠

• 변광호(2005). 스트레스와 심신의학. 학지사.

• 박성근(2005). 스트레스 다스리기. 가림출판사.

• 서울대체력과학노화연구소·조선일보(2003). 장수의 비밀(건강하고 행복하게 100세를 사는
  법). 조선일보사

• 송양민(2004). 너와 나누고 싶은 이야기가 있다. 21세기북스.

• 신의진(2002). 어린이도 스트레스를 받는다. 샘이 깊은물. 서울: 뿌리깊은 나무.

• 이경제(2002). 이경제의 건강보감. 김영사

• 이선영(2007). 대한민국 초등학생이 위험하다. 서울 :노브

• 이종목.(2003). 스트레스를 넘어 건강한 삶 가꾸기 학지사.

• 이희선(1994). 아동의 스트레스에 관한 이론적 연구: 사회복지전문 연구지/한국어린이재단

• 임영식. 양돈규(1998). 청소년의 스트레스와 정신건강. 학지사.

• 장현갑. 강성군(19967). 스트레스와 정신건강. 학지사.

- 전도근(2008). 우리집 밥상에서 더할음식과 뺄음식. 북포스.

- 진태원(2004).『엄마가 내 맘을 알아?』느낌이 있는 책.

- 알릭스 키르스타. 스트레스 풀기(어떻게 휴식하고 긍정적으로 살아가는가?)

- 호시게이코. 스트레스와 면역 '스트레스는 왜 생기며 어떻게 막을까?'.

- 홀리해즐렛스티븐스2006).. 걱정으로 잠못드는 그녀에게. 송역석(역). 랜덤하우스중앙.

- 매일 경제 코로나 블루에 이어 코로나 레드, 코로나 블랙까지

- 네이버 백과사전 http://100.naver.com

- 식품의약품안전청 http://www.kfda.go.kr

- 인제대학교 스트레스 센터 http://www.stresscenter.co.kr

- 한국소비자보호원 http://www.kca.go.kr

- http://www.stressno.com

의사가 알려주는
생로병사의 비밀

초판 발행| 2026년 3월 10일

지은이| 박언휘

펴낸이| 이창호
디자인| 이보다나
인쇄소| 거호 커뮤니케이션

펴낸곳| 도서출판 북그루
등록번호| 제2018-000217
주   소| 서울특별시 마포구 토정로 253 2층(용강동)
도서문의| 02) 353-9156

ISBN 979-11-90345-25-5 (03910)